PROF. DR. DIETRICH
GRÖNEMEYER

DEMENZ

GEZIELT VORBEUGEN
GANZHEITLICH VERSTEHEN
LIEBEVOLL BEGLEITEN

PROF. DR. DIETRICH GRÖNEMEYER

DEMENZ

GEZIELT VORBEUGEN
GANZHEITLICH VERSTEHEN
LIEBEVOLL BEGLEITEN

LUDWIG

Cradle to Cradle Certified® ist eine eingetragene Marke
des Cradle to Cradle Products Innovation Institute.
Das Etikett ist kein Bestandteil
der erlangten C2C Zertifizierung bei GGP Media.

MIX
Papier | Fördert
gute Waldnutzung
FSC® C014496

Penguin Random House Verlagsgruppe FSC® N001967

6. Auflage 2025

in der Penguin Random House Verlagsgruppe GmbH,
Neumarkter Straße 28, 81673 München
produktsicherheit@penguinrandomhouse.de
(Vorstehende Angaben sind zugleich
Pflichtinformationen nach GPSR.)

www.ludwig-verlag.de

Unter der Mitarbeit von Anne Jacoby

Redaktion: Evelyn Boos-Körner
Coverdesign: wilhelm typo grafisch
unter Verwendung eines Motivs von
Christoph Burgstedt / Shutterstock.com
Satz: satz-bau Leingärtner, Nabburg
Druck und Bindung: GGP Media GmbH, Pößneck
Printed in Germany
ISBN 978-3-453-28169-1

Verstandesherz

Selbst
wenn
der VERSTAND
messerscharf

der
Wortschatz
Allumfassend

Worte
präzise
gewählt

Sätze
brillant
formuliert

und

Geschichten
umfassend
erzählt

Nichts
versteht
so gut
wie
das

HERZ

Dietrich Grönemeyer
Juni 2009

Hella-Carin, Wilhelm, Willa und Wally
und den vielen anderen Vergiss-Mich-Nicht gewidmet

Inhalt

Ein Wort zuvor

»Dietrich, da ist irgendwas in meinem Kopf!« Das sagte mein Vater oft und klopfte sich dabei zornig auf seinen Schädel. »Dietrich, ich merke da was!« Anfangs nahm ich das nur wenig ernst. »Ja, Vater, du wirst alt, und dann läuft es vielleicht mit der Durchblutung nicht so richtig.« Doch meine ärztlichen Beschwichtigungen ließ mein Vater nicht gelten. »Nein, nein, Dietrich, irgendwas ist wirklich anders in meinem Kopf.« Heute sage ich rückblickend: Er hatte recht. Er hat seine Demenz früh kommen sehen. Viel früher als wir – seine Söhne, seine Frau, seine Freunde.

Es fing langsam an: Zuerst wurde aus seinem stolzen, kräftigen Gang ein Tippeln. Parkinson – ganz typisch im Verlauf einer Demenz. Dann passierte etwas, das für ihn ganz untypisch war: Meine Mutter kam später als erwartet zu einem Familienfest, und er rastete aus. Zorn, blanke Aggression. Von diesem Moment an war keine Verständigung mehr mit ihm möglich. Als hätte die Demenz über Nacht einen Schalter in ihm umgelegt. Er schlug um sich. Wir alle versuchten, ihn zu beruhigen, zu bändigen, zumindest irgendwie zu halten.

Es dauerte nicht lange, bis die Diagnose klar war: eine rasant voranschreitende Lewy-Körper-Demenz. Doch was hilft diese Diagnose, wenn der Vater schreit? Wenn er schlägt? Wenn er auf die Straße läuft und sich und andere in Gefahr bringt? Wenn er in der Dusche sitzt und unsichtbare Soldaten anbrüllt: »Mörder, Mörder, Mörder!«

Das sind Momente, die mir unter die Haut gegangen sind. Ich habe viele davon erlebt: Bei meinem Vater kamen in der Demenz die Stalingrad-Traumata zurück; meine Tante verliebte sich in der Demenz alle drei Minuten neu in das gleiche Hündchen; meine Mutter verstummte; meine Großmama trug in der Demenz aus Sicherheitsgründen immer ein Küchenmesser bei sich. Im BH.

Und doch gibt es bei allen Herausforderungen, die Demenz mit sich bringt, immer auch Schönes, Skurriles, Wunderbares. Auch wenn Menschen mit Demenz in ihrer eigenen Welt leben, die wir nicht immer ganz verstehen, so gibt es doch die Chance, alte Konflikte zu vergessen und sich stattdessen zu versöhnen, miteinander zu leben, zu lachen und das Leben zu feiern. Ich bin total dankbar dafür, dass es Herbert, Anja und mir mit unseren Familien, den Kindern und Enkelkindern trotz allem immer wieder gelungen ist, die demenziell veränderten Menschen in unserer Familie zum Lächeln zu bringen, manchmal zum Lachen oder sogar zum Sprechen.

Wir alle wollen alt werden – aber bitte, ohne alt zu sein. Am liebsten fit und formvollendet bis weit über 90, mit Sportschuhen, Smartphone und einem verschmitzten Lächeln im Gesicht. Und klar, das ist ein schöner Traum, und in der Werbung sieht er wunderbar real aus. Nur besteht das Alter leider nicht aus Fitness plus Fernreisen. Da gibt es immer auch Zipperlein, da gibt es Trauer, Abschied, Verlust. Das schieben wir lieber weg. Besonders, wenn es um Demenz geht.

Weil wir nicht wissen, wie wir damit umgehen sollen. Weil uns das Angst macht – dieses leise Verschwinden, das man nicht aufhalten kann, nicht wegoperieren, nicht wegerklären. Es passt nicht zum Bild vom durchoptimierten »Best Ager«. Deshalb geraten Menschen mit Demenz oft aus dem Blick. Nicht aus Bosheit.

Sondern weil uns die Nähe zu ihnen unangenehm ist, weil wir ihr »Verrückt-Sein« bedrohlich finden und ihr Verhalten inakzeptabel. Dabei wären Nähe und Akzeptanz genau das, was es braucht.

Ende 2023 lebten in Deutschland 1,8 Millionen Menschen mit Demenz. Jedes Jahr kommen viele dazu. Allein 2023 waren es rund 445 000 Menschen über 65 Jahre, bei denen eine Demenz neu festgestellt wurde.

Die Zahlen steigen weiter, weil wir alle älter werden. Das ist an sich eine gute Nachricht – aber sie hat Folgen. Wenn sich bei Prävention oder Behandlung nichts Grundlegendes tut, könnten es im Jahr 2050 schon 2,7 Millionen an Demenz erkrankte Menschen in Deutschland sein. Das ist nicht irgendwer. Das sind Eltern, Großeltern, Nachbarn, Freunde. Und irgendwann vielleicht wir selbst.[1]

In der Forschung tut sich was – keine Frage. Und doch gibt es bis heute kein sicheres Heilmittel. Noch immer ist nicht vollständig klar, warum Menschen dement werden. Was da im Gehirn genau geschieht. Und ob es bei allen Betroffenen überhaupt dasselbe ist.

Wir wissen: Es kann genetische Ursachen geben. Eine gestörte Energieversorgung im Gehirn. Eine fehlgeleitete Immunreaktion. Und immer deutlicher zeigt sich: Auch seelische Verletzungen können eine Rolle spielen. Traumata, die tief sitzen. In manchen Fällen scheint die Demenz eine Art Rückzugsort zu sein – der Versuch des Gehirns, sich vor Überforderung zu schützen. Ein letzter Raum, in dem sich die erschöpfte Seele verbarrikadiert. Ob bei Ihrem Vater, Ihrer Schwester, Ihrem Freund oder bei Ihnen selbst – oft lässt sich nicht sagen, welcher der genannten Faktoren der entscheidende ist. Vielleicht ist es einer. Vielleicht sind es viele.

Aber eins ist klar: Nur wenn wir bereit sind, all diese Möglichkeiten mitzudenken, verändert sich unser Blick. Dann sehen wir die Demenz nicht mehr als ein schlimmes Schicksal, mit dem wir eigentlich nichts zu tun haben wollen. Sondern als Teil einer vielschichtigen Geschichte des Alterns. Und dann können wir auch menschlicher damit umgehen.

Ganz gleich, ob wir eines Tages verstehen, was bei einer Demenz genau im Gehirn passiert, ob wir sie irgendwann aufhalten oder heilen können – mein größter Wunsch ist ein anderer: dass wir erkennen, wie viel Würde in jedem einzelnen Leben steckt, auch dann, wenn es sich verändert. Auch dann, wenn es nicht mehr so funktioniert, wie wir es gewohnt sind.

Menschen mit Demenz haben ein Recht auf Teilhabe. Auf Zuwendung. Auf Nähe. Sie gehören nicht ausgeschlossen, nicht abgeschoben – sondern mitten hinein ins Leben, zu uns. Zu denen, die das Glück haben, noch klar zu denken.

Das bedeutet: ein liebevoller, geduldiger Umgang zu Hause, in der Familie. Und in den Pflegeeinrichtungen ein Alltag, wie wir ihn uns selbst wünschen würden. Doch genau hier scheitert unser System oft. Menschen mit Demenz werden zu häufig ruhiggestellt, ignoriert, falsch behandelt – nicht aus bösem Willen, sondern weil die Strukturen fehlen, die Zeit, die Schulung. Angehörige sind überfordert – wie sollen sie die Pflege auch schaffen, wenn sie gleichzeitig arbeiten und sich um eigene Kinder kümmern müssen? Viele Pflegekräfte sind auch überfordert. Die Strukturen in den Krankenhäusern lassen weder Zeit noch Raum für demenzkranke Menschen. Dann liegen sie orientierungslos in ihren Betten und rufen, rufen, rufen, und niemand kommt. Weil niemand vorbereitet ist auf das, was Demenz mit einem Menschen machen kann. Und weil es keine Ressourcen gibt, auch nur das Nötigste aufzufangen.

Dabei ist klar: Diese Krankheit wird uns noch viel mehr beschäftigen. Medizinisch, gesellschaftlich, menschlich. Sie ist ein Stresstest für unsere Fähigkeit, das Geschenk eines längeren Lebens wirklich anzunehmen – und auch dann noch hinzusehen, wenn es unbequem wird.

Kein Wunder also, dass die Angst groß ist: Laut einer repräsentativen Umfrage des Forsa-Instituts im Auftrag der DAK-Gesundheit, veröffentlicht Ende 2024, fürchten sich 55 Prozent der Deutschen am meisten davor, an Demenz oder Alzheimer zu erkranken. Nur die Angst vor Krebs ist noch größer.[2] Die Angst vor Demenz ist so groß, dass viele lieber wegschauen, als sich mit diesem Thema zu beschäftigen. Gleichzeitig wird die Notwendigkeit, sich trotzdem zu kümmern, immer größer.

Viele Menschen, die mitten im Zweiten Weltkrieg geboren wurden oder kurz danach, werden jetzt dement. Oder sind schon dement. In ihrem langen Leben hat sich viel angesammelt: Sorgen, die nie ausgesprochen wurden. Kränkungen, die tief sitzen. Träume, die sie irgendwann aufgegeben haben. Verluste, Verletzungen, vergrabene Ängste. Auch Schuld, vielleicht. Wenn wir ihnen helfen, all diese losen Enden wiederzufinden – und daraus gemeinsam so etwas wie einen tragfähigen Lebensfaden zu knüpfen –, dann tun wir nicht nur ihnen etwas Gutes. Dann heilt auch in uns selbst etwas.

Deshalb dieses Buch: Es will eine Einladung sein, demenziell veränderte Menschen neu anzuschauen, sich in ihre »ver-rückte« Welt neu einzufühlen und neue Wege zu finden, mit ihnen in Beziehung zu bleiben. Gleichzeitig möchte dieses Buch Sie begleiten – wenn Sie selbst einen demenzkranken Menschen betreuen, vielleicht auch mehrere. Wenn Sie Tag und Nacht mit der Krankheit leben. Wenn Sie müde sind, überfordert, ratlos, wütend oder einfach nur erschöpft. Dieses Buch will an Ihrer Seite sein. Mit Hintergründen, die helfen können, das Verhalten »altersverwirrter« Menschen besser zu verstehen. Und mit Anregungen, die Ihren Alltag hoffentlich ein kleines Stück leichter machen.

Ich habe in meinem Leben viele Menschen mit Demenz begleitet – und immer wieder wurde ich gefragt: »Kann man da eigentlich etwas tun?« Ja, man kann. Dieses Buch zeigt Ihnen, was Sie selbst tun können, damit Ihr Kopf lange klar bleibt: sich bewegen, gut essen, Neues lernen, mit allen Sinnen leben, kreativ bleiben, Freunde treffen, genießen, entspannen, gut schlafen. Kein starres Programm – eher ein bunter Kasten mit vielen, vielen Ideen zur Demenzprävention. Und vielleicht ist ja genau das Richtige für Sie dabei.

Ich bin überzeugt: Auch für unseren eigenen Seelenfrieden brauchen wir neue Formen des Miteinanders – freier, menschlicher, lebendiger. Wir brauchen ein Zusammenleben mit alten und sehr alten Menschen, das nicht von Pflicht, sondern von Beziehung getragen ist. Das wäre für mich ein Teil der »ars vivendi et moriendi«, dieser alten Idee von der Kunst zu sterben – und vor allem: zu leben.

Mir gefällt mein Slogan »Fit bis 100«. Und Ihnen? Ich finde, er bringt etwas Entscheidendes auf den Punkt: Altern ist kein Verfall, gegen den man nichts tun kann. Altern ist ein natürlicher Prozess vom ersten Lebenstag an, den wir mitgestalten können. Auch im Hinblick auf Demenz!

Natürlich gibt es keine Garantie. Aber vieles spricht dafür, dass Bewegung, gute Ernährung, geistige Anregung, soziale Nähe und ausreichend Schlaf unser Gehirn stärken. Es geht um Lebensqualität, gerne auch ohne Bikinifigur, gerne auch mit Lachfalten. Entscheidend sind ganz andere Dinge: Selbstständigkeit, Klarheit, Lebensfreude. Wer heute auf sich achtet, erhöht die Chance, auch morgen noch selbst über sein Leben bestimmen zu können. *Fit bis 100!* Ist das nicht eine schöne Einladung an uns selbst?

I

WAS IST DEMENZ?

Warum es viele Demenzformen gibt – und wie wir sie erkennen

Ich war fünfzehn, als mir die Demenz das erste Mal begegnete. Oder sagen wir: als sie mir zum ersten Mal auffiel. Und zwar bei meiner geliebten Tante – der Schwester meiner Mutter, einer Frau mit großem Herzen und einer Vorliebe für Zwergschnauzer. Der aktuelle hieß Schnuffi. Ein wirklich süßer Hund. So süß, dass meine Tante sich wieder und wieder und wieder in ihn verliebte.

»Wie heißt der liebe Hund?«, fragte sie.

»Schnuffi«, sagten wir.

»Oh, wie süß der ist. So ein lieber Hund!«

Drei Minuten später: »Sag mal, wie heißt denn der süße Hund?«

»Schnuffi, liebe Tante.«

»Ach, der ist ja toll. Komm mal her, du Kleiner.«

Wieder drei Minuten später: »Was ist das denn für ein süßer Hund?! Wie heißt der denn?«

Und so ging das Tag für Tag. Dieselbe Begeisterung, dieselbe Frage, dieselbe Antwort. Schnuffi, Schnuffi, Schnuffi. Wir Jugendlichen fanden das unfassbar. »Bekloppt!« Wir machten uns lustig über die Tante, wir wussten es nicht besser. Was wir als Jugendliche nicht verstanden: Demenz ist eine Krankheit, die einem

Menschen Stück für Stück wegnimmt, was er liebt. Seine Erinnerung. Seinen Sinn. Seine ganze Welt.

Was wir auch nicht wussten: Unsere liebe Tante war traumatisiert. Vom Krieg. Vom Verlust ihrer geliebten Heimat Estland. Zusammen mit meiner Mutter und ihren Schwestern hatte sie mitangesehen, wie Fremde in das Haus eindrangen, das sie gerade überstürzt verlassen hatten, und wie sie sich dort breitmachten. Sie musste Todesängste ausstehen, als das Schiff, mit dem sie über die Ostsee fliehen wollten, ohne sie ablegte. Und dann noch einmal, als sie vom Hafen aus zusahen, wie dieses Schiff unter Bombenhagel in der Ostsee versank, zusammen mit allen, denen es gelungen war, einen Platz auf diesem Schiff zu ergattern: Freunde, Nachbarn. Alle kamen sie um; meine Großmama und ihre Töchter kamen davon. Mit einem einfachen Bollerwagen, mit Schiffen, Pferdewagen zogen sie von Tallin nach Danzig, von Danzig nach Goslar. Ich weiß bis heute nicht, wie ihnen das gelungen ist. Was ich aber weiß: Der Horror des Krieges, der Horror dieser Flucht blieb als Trauma. Bei allen vier Frauen.

Vielen Menschen aus dieser »Kriegseltern«- und »Kriegskinder«-Generation ist es gelungen, die Schrecken, das Grauen, die Gewalterfahrungen dieser schlimmen Jahre tief zu vergraben. Mit viel Disziplin. Mit Härte gegen sich selbst und andere. Mit endlosem, unruhigem Beschäftigtsein. Im hohen Alter aber versiegt oft die Kraft, diese Erinnerungen unter dem Deckel zu halten. Dann suchen sich die verdrängten Erlebnisse ein Ventil – manchmal in Form einer Demenz.

Meine Großmama war eine sehr harte Frau. Für uns Kinder war sie wie eine Mischung aus einem gefährlichen Drachen und einem ostpreußischen General – statt in Uniform eben in Schürze. Herzlichkeit war nicht gerade ihre Sache, jedenfalls nicht in den Jahren, in denen sie noch ganz klar war. Als die Demenz sich langsam ankündigte, veränderte sie sich: Plötzlich war sie vergnügt, geradezu fröhlich. Sie erzählte Witze, pfiff manchmal sogar ein Liedchen vor sich hin. Ich war skeptisch.

War sie nicht die gleiche Großmama, die uns beim Mittagessen strammstehen ließ, bis unsere Mutter zu Tisch saß? Die uns nicht aufstehen ließ, bevor die Mutter aufgestanden war? Die mit strafendem Blick in der Küche Patrouille lief, um zu kontrollieren, ob wir drei Brüder den Tisch auch wirklich ordentlich deckten, ob wir auch wirklich ordentlich abräumten, ob wir wirklich richtig abspülten, ob wir die Teller perfekt abtrockneten und alles akribisch an seinen Platz zurückstellten? (Dabei übte einer von uns Brüdern oft dringend lieber Gitarre. Großmama duldete das, vielleicht in weiser Voraussicht.)

Später lachte Großmama über diese Küchenszenen. Doch es dauerte nicht lange, bis sie sich an die Küchengeschichten nicht mehr erinnerte, bis sie nicht mehr wusste, was eine Küche eigentlich ist, und mich dann auch gar nicht mehr erkannte.

»Wer sind Sie denn eigentlich?«, fragte sie und starrte mich an, als sei ich ein Eindringling.

»Großmama, ich bin doch dein Enkel.«

»Ich habe keine Enkel.«

»Doch, Großmama, ich bin's, Dietrich.«

»Kenne ich nicht.«

Sie setzte sich mir gegenüber, kniff die Augen zusammen und fragte wieder:

»Wer sind Sie? Sie sehen mir sehr gefährlich aus!«

Ich versuchte zu lächeln: »Großmama, ich bin doch dein Enkel.«

»Ich habe keine Enkel. Was wollen Sie von mir? Ich bin bewaffnet, ich kann mich verteidigen!«

Blitzschnell griff sie unter ihre Bluse und zog ein Messer aus dem BH. »Kommen Sie mir bloß nicht zu nah!«

Ich schluckte. Rückte sicherheitshalber ein Stück von ihr weg. Dachte nach. Warum das Messer? Warum im BH? Unter Schock stehend, verstand ich immerhin, dass Verteidigung für sie gerade überlebenswichtig war. Also sagte ich lapidar: »Verteidigen ist immer gut.«

Ich atmete ein paar Mal durch. Dann schien es mir – tatsächlich aus Angst, dass sie wirklich zustechen könnte – am günstigsten, in ihrer ver-rückten Szene mitzuspielen, und ich verzog mich möglichst ruhig aus der Küche: »Ich gehe jetzt, ich habe ja Angst vor Ihnen!«

Als ich später nach ihr sah, hatte sie diese Szene vergessen. Ich nicht. Doch in diesem Augenblick verstand ich: So furchtbar ich die Küchenszenen in der Kindheit auch fand – meine Großmama war keine »harte Frau«. Sie war eine Frau, die sich auf der Flucht so hart gemacht hat, dass sie mit Zähnen, Klauen und Küchenmesser um ihr Leben und das Leben ihrer drei Töchter kämpfen konnte. Sie hat sich hart gemacht, um zu überleben.

Als der kleine Flüchtlingstreck in Goslar angekommen war, dauerte es nicht lange, bis sich meine Eltern kennenlernten. Mein Vater war gerade aus dem Krieg zurückgekehrt. Stalingrad. Er war froh, dass er lebte, wenn auch nun mit nur einem Arm, dem linken; der rechte war in Russland geblieben. Er zwang sich mit äußerster Härte dazu, sich nichts anmerken zu lassen – weder den Stumpf noch den Schmerz.

Wie so viele junge Väter in den 1950er-Jahren war auch mein Vater nicht gerade zimperlich. Als wir älter wurden, wurde es in den politischen Diskussionen mit ihm nicht leichter. Ich war für den Atomausstieg, er für Atomkraft. Ich war für einen freieren Umgang mit Sexualität, er war für Zucht und Ordnung. Und so ging es weiter. Für mich war das oft schwer zu ertragen.

Erst als sein erster Enkelsohn und später seine Enkelinnen geboren wurden, wurde er milder. Er wurde offener, zugewandter – und in unseren politischen Diskussionen beim gemeinsamen Essen klang er fast schon weise. »Bleibt in der Mitte«, sagte er. »Sucht die Mitte. Lasst euch nicht von den Extremen, rechts oder links, überrollen. Und versucht, euch gegenseitig zu verstehen.« Irgendwann habe ich begriffen: Mit Radikalpositionen kommt man nicht weiter. Auch ich nicht. Man muss zwischen den widerstreitenden Polen vermitteln. Man muss aufeinander zugehen, auch wenn es schwer ist. Heute bin ich dankbar, dass ich diesen Moment der Annäherung mit meinem Vater mitgestalten und erleben durfte, bevor er mit 87 Jahren über Nacht in seiner Demenz versank. Auf diese Versöhnung mit ihm hatte ich lange nicht zu hoffen gewagt. Und doch ist es geschehen. Das macht glücklich und trägt bis heute.

Wie fühlt sich Demenz für Betroffene an?

Kein Messgerät, kein Test, keine äußere Beobachtung kann erfassen, wie sich Demenz *von innen* anfühlt. Was wir immerhin zu wissen glauben: Es gibt nicht *die* Demenz. Es gibt nur Menschen mit Demenz, und bei jedem verläuft sie anders, jeder erlebt sie anders. Selbst an einem einzelnen Tag kann sich das demenziell veränderte Erleben am Morgen anders darstellen als am Mittag und wieder anders am Abend. Mal war ich für Großmama der Bruder, mal ein Fremder, selten war ich Dietrich. Mal war der Nebel dicht, mal weg.

Manchmal wirkt es, als nehme ein Mensch mit Demenz die Welt wahr wie ein Betrunkener: verwirrt, verzerrt, verzögert. Oder wie ein Kleinkind: orientierungslos, planlos, wortlos. Doch das täuscht. Auch wenn einzelne Reaktionen ähnlich scheinen, ist da eine andere innere Welt. Wer einen demenzkranken Menschen behandelt wie einen Betrunkenen, tut ihm unrecht. Wer mit ihm spricht wie mit einem Kleinkind, tut ihm ebenso unrecht. Menschen mit Demenz sind Erwachsene mit Erfahrungen, mit Emotionen, mit einer Menschenwürde, die nicht antastbar ist. Die zumindest nicht antastbar sein sollte.

Das Wort *dement* stammt aus dem Lateinischen: »de-« bedeutet *weg, ab, herunter.* Und »mens« heißt *Geist, Verstand.* Wörtlich ist ein dementer Mensch also ein Mensch *ohne Geist,* ein *vom Verstand Abgekommener. Dement* ist ein Wort, das abwertet. Wie bei so vielen Worten, vor denen die lateinische Silbe »de-« auftaucht – demotiviert, demoliert, deformiert –, geht es um etwas Verlorenes. Doch ein dementer Mensch ist kein demolierter, er ist kein defekter, kein verlorener Mensch. Er ist ein Mensch, den wir nicht verloren geben dürfen.

Wir wissen nicht, was in unserem »dementen« Gegenüber vorgeht, genauso wenig wie wir wissen, was in unserem »gesunden« Gegenüber vorgeht. Und doch hilft es, wenn wir versuchen, uns der inneren Welt eines Demenzkranken anzunähern. Das gelingt der Literatur zuweilen besser als der Medizin. Da ist zum Beispiel Arno Geigers Erzählung *Der alte König in seinem Exil.*[3] Für diesen alten König – es ist Geigers eigener Vater – »gibt es keine Welt außerhalb der Demenz«.[4] Also versucht der Sohn, in die Welt des dementen Mannes hineinzuschlüpfen. Es gelingt ihm nie ganz, der Vater bleibt ihm »unergründlich«.[5] Und doch treffen sie sich auf einer anderen Ebene neu. Vergessen sind die alten Konflikte. Vergnüglich die Stunden, in denen die beiden gemeinsam am Tisch sitzen. Geiger schreibt, der Vater schaut zu. »Oft ist es, als wisse er nichts und verstehe alles.«[6]

Oder Jörg Maurers Roman *Leergut.* »Es ist nicht unangenehm, nichts mehr zu verstehen. Es sind Geräusche wie der Wind oder das Meeresrauschen. Und dann rauscht gar nichts mehr«, lässt Maurer die Neurologin erklären, die die Hauptfigur behandelt, schon mit Mitte 30 ein Alzheimer-Patient. Es sind die anderen, es sind die Gesunden, die diesem Menschen das Leben schwer machen, sobald sie ihn in die »richtige Welt« zurückholen wollen. Seine eigene Traumwelt scheint ihm viel interessanter, zumindest kein bisschen beunruhigend. »Sie schlafen ein, sie dämmern weg«, erklärt die Neurologin. »Das tut nicht weh, mein Lieber. Für die Angehörigen ist es viel schlimmer.«[7] Dass eine Demenz auch für die Gesunden ein schlimmes Schicksal sein kann, mindestens so schlimm wie für die Kranken, ist ein wichtiger Punkt.

Wie fühlt sich Demenz für »die anderen« an?

Demenz ist lästig – für die anderen. Weil Demenz Umstände macht. Extraarbeit. Weil Demenz Zeit braucht, die niemand eingeplant hat. Und wer will es schon gern ertragen, so formuliert es Arno Geiger, »dass sich der Vater mittels einer Krankheit in die Abwesenheit zurückzieht und gleichzeitig aus der Abwesenheit heraus mein Leben beeinträchtigt«.[8] Demenz ist eine Zumutung. Sie ist für uns »Gesunde« eine Zumutung, weil sie Illusionen zerreißt, die wir uns über das Leben machen, um es vermeintlich besser auszuhalten. Doch eigentlich machen wir es uns (und auch den Demenzkranken) genau mit diesen Illusionen noch viel schwerer. Oder? Ich denke an folgende fast schon fixe Alltagsideen, die wir beim Erleben einer Demenz leider loslassen müssen.

Das Leben »vollendet« sich nicht. Es löst sich auf. Eine unserer liebsten Illusionen ist die »*Vollendungsillusion*«, sagt der Philosoph Odo Marquard. Doch das Leben geht nicht so rund und schön zu Ende wie ein Theaterstück, »das ist eine Illusion; denn wir sind alsbald ohne Rücksicht auf Vollendungen am Ende.«[9] Die Demenz fragt nicht, ob wir alles abgeschlossen haben, was uns wichtig war. Sie kommt, wann sie will, und macht uns einen Strich durch die Rechnung.

Doch ist das Unvollendete, das Unfertige, das Zerbrochene wirklich weniger wertvoll? Sind wir ein Niemand, wenn es uns nicht gelingt, die Stube besenrein an die Hinterbliebenen zu übergeben? Wenn wir keine glamouröse Heldenreise abgeschlossen haben? Ich habe auf meinen Reisen viel gesehen, auch in Japan. Da erzählen die Menschen Geschichten anders als wir hier. Da muss es nicht immer ein großes Finale geben, nicht immer ein Happy End. Da darf etwas offenbleiben. Man nennt das *Kishōtenketsu*. Am Ende steht ein Atemholen. Vielleicht ist das der Gedanke, der uns weiterbringt, wenn wir uns mit dem Thema Demenz vertraut machen wollen. Dass nicht alles, damit es Bedeutung hat, »fertig« sein muss.

Unsere »Identität« kann zerfallen. Und wir sind immer noch jemand. Wenn wir uns nicht mehr erinnern – nicht an unsere Herkunft, nicht an das Zuhause von früher, nicht an die Eltern, Geschwister, Kinder, Enkel, nicht an die Abenteuer in der Kindheit, nicht an die Freunde, nicht an den Beruf, nicht an die Entscheidungen, nicht an die Aufgaben, die wir uns selbst gesetzt haben – wer sind wir dann? Hat ein Mensch, der seine Geschichten verloren hat, sich selbst verloren?[10] Das ist eine beunruhigende Frage.

Bei meinen Reisen auf der Suche nach einer *Weltmedizin* ist mir immer wieder aufgefallen: In anderen Kulturen gilt ein Mensch nicht nur dann als wertvoll, wenn er einen Lebenslauf mit einer Liste von Leistungen vorzeigen kann. Er ist ein Mensch, einfach so. Auch wenn er nicht mehr ins Büro gehen kann. Nicht mehr Geschichten erzählen kann. Nicht einmal mehr Kartoffeln schälen kann.

Das fällt uns im Westen oft schwer: Wir verknüpfen unsere Identität mit der Arbeit. Wir schätzen die Arbeit mehr als das Sein. Viele Menschen mit Demenz leben genauso nach diesem Bild, und das ist traurig. Sie meinen, sie hätten kein Lebensrecht mehr, wenn sie nichts mehr »beitragen«. Viele schämen sich dafür, dass sie »zur Last fallen«. Wer sich so fühlt – arbeitslos, identitätslos, wertlos –, verliert seinen Lebensmut und gleitet noch schneller ab in Rückzug und Einsamkeit. Deshalb ist mir so wichtig, dass wir gerade im Umgang mit Demenz immer wieder klarmachen: Ein Mensch ist nicht wertvoll, weil er etwas leistet, sondern *weil er da ist*. Weil er *mit uns* ist. Einfach so.

Trotzdem ist das nicht einfach zu ertragen – der an Demenz erkrankte Mensch ist für uns oft ja nicht wirklich da. Katrin Seyfert bringt das in ihrem Buch *Lückenleben* schmerzhaft klar auf den Punkt: »Alzheimer verlangt mehr Ausdauer von Angehörigen als jede andere Krankheit, weil der Mensch jahrelang und langsam verschwindet, bevor er tot ist.«[11]

Wir leben nicht in der gleichen »Wahrheit«. Und das ist gar nicht schlimm. Im Umgang mit Demenz ist das einer der schwierigsten, aber auch am meisten befreienden Gedanken: Jeder Mensch lebt in seiner eigenen Schneekugel. (Kennen Sie diese mit Wasser und künstlichen Schneeflocken gefüllten Halbkugeln, die man schüttelt, und dann schaut man in eine magische Welt?) Die Schneekugeln der Gesunden ähneln sich untereinander, die der Demenzkranken sind ganz anders. Hier gibt es Menschen und Tiere, die wir nicht sehen können. Hier werden vertrocknete Blumenstängel, Plastikblumen und frische Blumen zusammen eingepflanzt (»Was hast du denn, das sind doch alles Blumen!«). Hier legt man sich mit dem guten Anzug ins Bett und schläft friedlich bis zum nächsten Morgen (»Warum soll ich einen anderen Anzug zum Schlafen anziehen, der ist doch gut!«). In Ordnung. Wo keine ernsthafte Gefahr im Verzug ist, sondern nur unsere Vorstellungen auf die Probe gestellt werden, müssen wir Menschen, die in anderen Wirklichkeiten leben, unsere Wirklichkeit nicht aufzwingen. Arno Geiger hat es treffend formuliert: »Einem Demenzkranken eine nach herkömmlichen Regeln sachlich korrekte Antwort zu geben, ohne Rücksicht darauf, *wo er sich befindet*, heißt, versuchen, ihm eine Welt aufzuzwingen, die nicht die seine ist.«[12]

Dann lassen wir es doch einfach. Geben wir unsere Wahrheiten auf und besuchen wir die alten Menschen, so gut es geht, in ihren Schneekugeln. Manchmal finden wir erst in diesem fantastischen Land die wahrhaftige, die herzenswarme Verbindung zu den Großeltern, zu den Eltern oder zu alten Freunden, die wir uns als Kinder so bitter ersehnt haben.[13]

Demenz – eine weltweit wachsende Herausforderung. Und ein Hoffnungsschimmer.

Wir werden immer älter. Und mit der wachsenden Lebenserwartung wächst auch die Zahl der Menschen, die über 80 oder 90 Jahre alt werden. Weil das Risiko einer Demenzerkrankung im hohen Alter deutlich steigt, rechnen Fachleute damit, dass die Zahl demenzkranker Menschen bis 2050 auf 2,3 bis 2,7 Millionen anwachsen wird – allein in Deutschland.

Was viele nicht wissen: Rund sechs Prozent der Erkrankten in Deutschland sind jünger als 65 Jahre. Das sind über 100 000 Menschen, die zum Teil noch mitten im Berufsleben stehen, die Familie und Kinder haben. Was es für eine Familie mit drei Schulkindern, mit Hund und Haus bedeutet, wenn der Papa mit Anfang fünfzig ausfällt, wenn also plötzlich ein Einkommen fehlt, wenn eine Bezugsperson für die Kinder fehlt, wenn es kaum sinnvolle Hilfsangebote gibt und Freunde wie Nachbarn abwechselnd mit viel zu viel Erbsensuppe und Rückzug reagieren, ist eindrücklich nachzulesen in Katrin Seyferts Bestseller *Lückenleben*. Hier müsste auf allen Ebenen noch sehr viel passieren – in den Familien, in der Nachbarschaftshilfe, in der Politik. Es passiert viel zu wenig.

Doch trotz vieler Lücken in der Demenzforschung, in der Versorgung der Demenzkranken und trotz insgesamt immer mehr Menschen mit Demenz in der ganzen Welt gibt es Hoffnung: In den vergangenen 25 Jahren ist das Risiko, an Demenz zu erkranken, in den USA und Europa gesunken – um ganze 13 Prozent pro Jahrzehnt. Und das nicht, weil sich unsere Gene verändert hätten, sondern weil wir heute besser gebildet sind, weil wir gesünder leben als frühere Generationen. Vielleicht spielt auch eine Rolle, dass es weniger Menschen gibt, die in den Wirren des Zweiten Weltkriegs geboren und aufgewachsen sind und die bis ins hohe Alter unter ihren frühen Traumata leiden. Und ja, nicht nur das: Wie viele Erwachsene, aber auch wie viele Kinder haben alles gegessen, was ihnen irgendwie essbar schien, Wurzeln, Blätter, Erde, auch rohes Fleisch und verdorbene Nahrung (mein Vater erzählte uns davon). Sie haben sich mit Vergiftungen herumgeschlagen, mit Infektionen, haben zwar irgendwie überlebt. Aber der Körper merkt sich das, und die Seele auch.[14]

Alzheimer, Lewy-Body, vaskulär – was ist was?

In meiner Jugend war die Sache mit der Demenz vermeintlich noch ganz einfach. Verwirrte, orientierungslose alte Menschen wie unsere Tante, die sich nicht einmal einen einfachen Hundenamen merken konnten, nannten wir »verkalkt«. Wir stellten uns vor, dass sich die Blutgefäße in ihrem Gehirn langsam zusetzen wie Wasserrohre in alten Häusern. Ganz falsch war die Idee nicht: Bei der vaskulären Demenz spielen Durchblutungsstörungen eine Rolle. Richtig war die Idee aber auch nicht. Heute wissen wir, dass es sehr viele verschiedene Demenzformen gibt, auch Mischformen.

Wie für fast alles in der Medizin gibt es auch für Demenzerkrankungen offizielle Definitionen. Hier diejenige der Weltgesundheitsorganisation WHO:

»Demenz (F00-F03) ist ein Syndrom als Folge einer meist chronischen oder fortschreitenden Krankheit des Gehirns mit Störung vieler höherer kortikaler Funktionen, einschließlich Gedächtnis, Denken, Orientierung, Auffassung, Rechnen, Lernfähigkeit, Sprache

und Urteilsvermögen. Das Bewusstsein ist nicht getrübt. Die kognitiven Beeinträchtigungen werden gewöhnlich von Veränderungen der emotionalen Kontrolle, des Sozialverhaltens oder der Motivation begleitet, gelegentlich treten diese auch eher auf. Dieses Syndrom kommt bei Alzheimer-Krankheit, bei zerebrovaskulären Störungen und bei anderen Zustandsbildern vor, die primär oder sekundär das Gehirn betreffen.«[15]

Es ist nicht schlecht, die **offiziellen Diagnose-Codes** zu kennen – vielleicht hat man eines Tages einen Arztbrief auf dem Tisch, auf dem diese Codes auftauchen. Die Codes der verschiedenen Demenzformen beginnen bei F00 für Demenz bei Alzheimer-Krankheit, gehen weiter mit F01 bei vaskulärer Demenz und F02 für Demenzen, die infolge anderer Krankheiten auftreten. Für jeden Code gibt es weitere Unter-Codes: zum Beispiel F02.1 für die Creutzfeldt-Jakob-Krankheit (besser bekannt als »Rinderwahn«), F02.3 für Demenz bei Parkinson, F02.4 für Demenz bei HIV oder F02.8 bei Demenz infolge von Vitamin-B_{12}-Mangel.

Alzheimer, Lewy und Bruce Willis: Was wir heute über primäre Demenzen wissen

Beginnen wir mit einer grundlegenden Unterscheidung: Es gibt **primäre Demenzen** – da liegt die Ursache der Krankheit im Gehirn selbst. Aus unterschiedlichen Gründen sterben Nervenzellen ab oder »reden nicht mehr richtig miteinander«. Und es gibt **sekundäre Demenzen.** Hier taucht die Demenz als Folge anderer Erkrankungen oder Einflüsse auf, die das Gehirn beeinträchtigen: Alkoholismus, Mangelernährung, Tumore. Sekundäre Demenzen sind seltener und für die Betroffenen eine gute Nachricht. Denn, das ist der wichtigste Unterschied: Wenn die Grunderkrankung geheilt werden kann, dann kann auch eine sekundäre Demenz verschwinden.

Alzheimer ist eine primäre Demenz, weitere Beispiele sind die frontotemporale Demenz oder die Lewy-Körper-Demenz (dazu gleich mehr). Diese Demenzformen können wir im Moment noch nicht rückgängig machen. Sie sind nicht heilbar. Allerdings gibt es mittlerweile Medikamente, mit denen sich diese Demenzen bei einigen (leider wenigen) Betroffenen verzögern lassen (wenn auch nur kurz). Schauen wir uns die primären Demenzformen an:

Die Alzheimer-Krankheit ist die häufigste Form der Demenz. Das, was viele sich unter Demenz vorstellen, ist meistens Alzheimer. Es gibt zwei Formen: »Typ 1« beginnt meist erst im höheren Alter, oft erst mit Ende 70. Sie entwickelt sich langsam und fängt meistens mit kleinen Gedächtnislücken an. Mal ein Name, mal ein Termin – Dinge, die uns allen mal entfallen. Nur dass es eben nicht dabei bleibt.

Dann gibt es auch eine frühere Form, die schon vor dem 65. Lebensjahr beginnt, das ist »Typ 2«. Dieser Typ kommt mit Wucht und entwickelt sich rasch weiter. Menschen verlieren plötzlich das Zeitgefühl, wissen nicht mehr, wo sie sind, finden sich im Gespräch nicht mehr zurecht. Bei beiden Formen passiert im Gehirn im Grunde dasselbe: Da lagert sich ein Eiweiß, das sogenannte Beta-Amyloid, als Plaques zwischen den Nervenzellen ab. Innerhalb der Nervenzellen verklumpt ein anderes Eiweiß, das Tau-Protein, zu wirren Faserknäueln. Beides zusammen bringt die Kommunikation der Nervenzellen durcheinander – deshalb fallen immer mehr geistige Funktionen aus, und irgendwann kann das Gehirn auch den Körper nicht mehr steuern.

Die vaskuläre Demenz kommt deutlich seltener vor als Alzheimer. Sie entsteht, wenn die Durchblutung im Gehirn gestört ist – nach einem Schlaganfall zum Beispiel oder vielen kleinen Infarkten, die man oft gar nicht richtig bemerkt. Hier kommt alles nicht so langsam und stetig wie bei Alzheimer, sondern eher ruckartig, weil mit jedem kleinen Durchblutungsproblem ein weiterer Bereich im Gehirn praktisch »ausgeknipst« wird. Gedächtnis, Planen, sogar Gehen – eins nach dem anderen geht verloren.

Die Lewy-Körper-Demenz ist benannt nach dem Neurologen Friedrich H. Lewy, der 1912 erstmals runde Eiweißablagerungen (das sind die »Lewy-Körperchen«) in den Nervenzellen beschrieben hat. Von dieser Demenzform war mein Vater betroffen. Das Besondere (und für Angehörige besonders herausfordernd): Diese Form der Demenz verändert sich ständig. Man weiß bei jedem Besuch also nicht, was auf einen zukommt. Mal wirkt der betroffene Mensch fast wie früher, dann ist er plötzlich müde, verwirrt oder plötzlich sehr aggressiv. Vielleicht sieht er Lebewesen oder Dinge, die nicht da sind – große Tiere in der Küche, gefährliche Soldaten in der Dusche. Dazu kommen Schlafstörungen, bei denen laut geredet oder sogar geschlagen wird, weil der Körper das Geträumte »mitmacht«. Häufig, so war es auch bei meinem Vater, kommen Bewegungsprobleme dazu, die ähnlich sind wie bei einer Parkinsonerkrankung: steifer Gang, Zittern, Unsicherheit.

Die frontotemporale Demenz (kurz FTD) tritt meistens schon früher auf – etwa zwischen Mitte 40 und Mitte 60. Anders als bei Alzheimer ist hier nicht das Gedächtnis das Erste, was sich verändert, sondern die Persönlichkeit. Manche Menschen werden teilnahmslos, deshalb kann FTD mit Depressionen oder Burn-out verwechselt werden. Andere werden verletzend, enthemmt, aggressiv. Wieder andere verlieren ihre Sprache. Ein prominentes Beispiel: Schauspieler Bruce Willis, der 2022 deshalb seine Karriere beenden musste.

Und auch wenn das jetzt alles sehr ordentlich in Schubladen sortiert klingt – so klar ist die Lage nicht. Es gibt viele Mischformen. Alzheimer plus Durchblutungsstörungen, Alzheimer mit Parkinsonzügen, das alles ist keine Seltenheit. (Bei meinem

Vater vermuteten wir zuerst eine Mischform aus Parkinson und »Rinderwahn«. Erklär das mal jemandem – das versteht niemand, und glauben will es auch keiner …)

Fakt ist: Jede Demenz ist anders. So verschieden, wie die Menschen eben sind. Deshalb ist es so wichtig, genau hinzuschauen. Nicht einfach ein Diagnose-Etikett aufkleben, sondern verstehen, was der einzelne Mensch braucht – und auch, was Familie und Freunde brauchen. Und wie man alle zusammen am besten begleiten kann.

Warum vergisst ein dementes Gehirn?

Wenn man hört, dass sich im Gehirn Eiweiß ablagert, dass die Durchblutung nicht mehr richtig funktioniert und deshalb Gedächtnis und Orientierung nachlassen, denkt man schnell: *Ach so, jaja, schon klar.* Aber wenn man ehrlich ist – so ganz klar ist das eigentlich nicht. Warum genau funktioniert das Erinnern bei Demenz nicht mehr? Und warum verlaufen sich manche Leute plötzlich auf dem Weg zur Toilette? Schauen wir uns kurz einmal an, was im Gehirn (schief-)laufen kann.

Hippocampus: Das ist die Schaltzentrale für neues Wissen. Sie liegt etwa auf Höhe unserer Schläfen. Wenn die Alzheimer-Krankheit beginnt, trifft es oft diese Region zuerst. Deshalb verläuft sich die Tante auf dem Weg vom Supermarkt nach Hause. Und das oft schon, bevor sie merkt, dass ihr Gedächtnis nachlässt. Schreitet die Demenz fort, kommen neue Informationen kaum noch an (»Wie hieß noch mal der süße Hund?«), doch uralte Sachen sitzen immer noch felsenfest.

Hinterer Cortex: Damit eine Erinnerung im Langzeitgedächtnis abgespeichert werden kann, muss der Hippocampus sie weiterschicken – in den hinteren Teil der Großhirnrinde. Wenn dort aber durch die Demenz schon einige Gehirnstrukturen zerstört sind, wird es für Demenzkranke bitter. Dann geht nichts Neues mehr hinein *und* das Alte geht auch verloren. Hatte ich einen Beruf? Habe ich Kinder? Alles weg. Wie kann man einen Menschen über einen solchen existenziellen Verlust hinwegtrösten?

Präfrontaler Cortex: Ganz vorne im Hirn sitzt der Teil, der für das Abrufen von Erinnerungen zuständig ist. Der sortiert, ordnet, bringt Gedanken in Gang. Wenn dieser Bereich geschädigt ist, sind die Erinnerungen noch da – aber man kommt nicht mehr ran.

Ich erinnere mich an eine ältere Dame, die erzählen wollte, wie erstaunlich lang der Vater noch gelebt hat, obwohl er im Krieg so schlimm verwundet war. Statt ihrer Geschichte fand sie nur Wortfetzen. Bruchstücke. Als die Familie beim Puzzeln half, konnte trotzdem ein kleines Bild entstehen. Nur für einen Moment. Diese Momente sind wichtig: Menschen mit Demenz vergessen oft sehr schnell, *was* man gesagt hat – aber *wie* man es gesagt hat, mit welchem Klang in der Stimme, mit welcher Herzenswärme, das bleibt hängen. Das liegt wieder an der Gehirnstruktur: Das Faktengedächtnis (der Hippocampus) ist leider oft das Erste, was bei einer Demenz zugrunde geht. Namen, Termine, Gespräche – weg. Doch das emotionale Gedächtnis (die Amygdala) arbeitet oft noch erstaunlich lang sehr gut. Deshalb ist es so wichtig: Auch wenn Demenzkranke vermeintlich »nichts mehr mitkriegen«, sollten wir unbedingt trotzdem mit ihnen sprechen. Der Inhalt mag kaum ankommen, mag sofort verfliegen. Das Gefühl, in Verbindung gewesen zu sein, bleibt allerdings und kann trotz allem noch heilsam wirken.

Sekundäre Demenz: Wenn die Ursache nicht im Gehirn liegt

Sekundäre Demenzen sind die Folge anderer Erkrankungen oder körperlicher Belastungen. Oft werden sie mit Alzheimer verwechselt, was für die Betroffenen tragisch ist: Im Gegensatz zu Alzheimer kann diese Form der Demenz rückgängig gemacht werden – das aber nur, wenn eben die Ursache verstanden und richtig behandelt wird. Was viele unterschätzen: Sekundäre Demenzen machen etwa 10 bis 20 Prozent aller Demenzerkrankungen aus. Deshalb: Bitte genau hinschauen und medizinisch abklären lassen! Hier eine kleine Übersicht der möglichen sekundären Demenzformen:

Stoffwechselstörungen: Wenn wichtige Körpersysteme aus dem Gleichgewicht geraten, kann das auf die Hirnleistung schlagen. Eine Schilddrüsenunterfunktion, Leber- oder Nierenfunktionsstörungen, ein schlecht eingestellter Diabetes oder Elektrolytverschiebungen (zum Beispiel Natrium- oder Kaliumungleichgewicht) können zu Verwirrtheit, Konzentrationsproblemen oder Gedächtnisstörungen führen. Im Zweifelsfall beim Arzt messen und neu einstellen lassen.

Vitaminmangel: Ein Mangel an Vitamin B_1 oder B_{12} ist besonders tückisch.[16] Er tritt häufig bei Mangelernährung auf (etwa bei strikter veganer Ernährung ohne ausgleichende B_{12}-Einnahme), chronischem Alkoholkonsum oder Aufnahmestörungen im Magen-Darm-Trakt. Die Nerven brauchen diese Vitamine dringend. Fehlen sie, kann es zu teils schweren kognitiven Ausfällen kommen, die aber nicht mit Antidepressiva behandelt werden sollten (das Problem ist ein anderes!) und die sich häufig rückgängig machen lassen.

Chronischer Alkoholmissbrauch: Alkohol kann das Gehirn direkt schädigen. Je länger zu viel Alkohol getrunken wird, desto eher bleiben die Schäden auf Dauer. Typisch ist das Wernicke-Korsakow-Syndrom, bei dem es zu Desorientierung,

Erinnerungslücken und Konfabulationen kommt (also Erfinden von Erinnerungen wie beim sprichwörtlichen »Spinnen von Seemannsgarn«). Oft liegt gleichzeitig ein ausgeprägter Vitamin-B_1-Mangel vor, der die Schädigung noch verschärft.

Medikamente und Vergiftungen: Gerade bei älteren Menschen, die viele Medikamente gleichzeitig einnehmen, kann es durch Neben- oder Wechselwirkungen zu kognitiven Problemen kommen. Besonders bei Beruhigungsmitteln, Schlafmitteln oder Medikamenten, die das Nervensystem bremsen – wie es manche Mittel gegen Allergien, Depressionen oder Inkontinenz tun. Auch giftige Schwermetalle oder Drogen können das zentrale Nervensystem beeinträchtigen.

Infektionen: Einige Infektionen greifen das Nervensystem direkt an. Dazu gehören HIV, Syphilis, Neuroborreliose (späte Form der Lyme-Borreliose) oder auch der schon erwähnte »Rinderwahn«, also die Creutzfeldt-Jakob-Krankheit. Auch Hirnhautentzündungen (Meningitis) oder Gehirnentzündungen (Enzephalitis) können zu demenzartigen Symptomen führen.

Tumoren oder erhöhter Hirndruck: Wenn sich Tumoren im Gehirn aggressiv Platz verschaffen oder es zu Blutungen unter der Hirnhaut kommt, wird das Gehirn bei der Arbeit gestört. Auch Störungen beim Abfluss von Hirnflüssigkeit können zu Demenzsymptomen führen – oft in Kombination mit Gangstörungen und Inkontinenz.

Psychiatrische Erkrankungen (»Pseudodemenz«): Depressionen im höheren Lebensalter können sehr ähnlich wie eine Demenz wirken – mit Antriebslosigkeit, Vergesslichkeit, Konzentrationsproblemen. Der Unterschied: Die Grunderkrankung ist nicht neurodegenerativ. Bei erfolgreicher Behandlung der Depression können sich die Symptome vollständig zurückbilden.

Ein Delir ist ein akuter Verwirrtheitszustand. Es tritt häufig nach (vor allem schweren) Operationen auf, bei Infekten, Flüssigkeitsmangel, Schlafentzug oder Medikamentenwechsel –

sogar auch bei jüngeren Menschen. Es kann sich innerhalb von Stunden entwickeln und wird oft mit Demenz verwechselt, ist aber reversibel, wenn man früh genug eingreift. Unbehandelt kann ein Delir jedoch der Einstieg in eine bleibende Demenz sein.

»Digitale Demenz« gehört nicht in diese Liste. Seit dem Jahr 2015 geistert zwar die Information durchs Netz, der Konzern Microsoft habe herausgefunden, dass die Aufmerksamkeitsspanne des Menschen mittlerweile kürzer sei als die eines Goldfischs.[17] Blubb! Schöne Schlagzeile. Abgesehen davon, dass dieses Ergebnis wissenschaftlich kaum haltbar ist, meine ich, dass wir mit Modeschlagworten wie »digitale Demenz« den wirklich demenziell veränderten Menschen unrecht tun. Es ist einfach nicht richtig, Menschen, die an Demenz leiden, in eine Schublade zu stecken mit Menschen, die zu wenig schlafen, weil sie den Ausschaltknopf bei TikTok nicht finden. Ich meine: Wenn der Kopf voll ist und die Konzentration dahin, hilft eine Pause. Ein Spaziergang. Mal in die Wolken gucken. Aber bitte nicht alles gleich Demenz nennen. Demenz ist eine tiefgreifende, eine für viele Menschen tragische und sehr belastende Krankheit. Sie verdient Respekt – statt medienwirksamer Banalisierung.

Wie verläuft Demenz?

Früher oder später stellen sich viele die Frage: *Wie lange geht das gut?* Oder direkter: *Woran stirbt man eigentlich bei Demenz?*

Eine kanadische Studie zeigte, dass Männer, die vor dem 75. Lebensjahr an Demenz erkrankten, noch rund 8,7 Jahre lebten, Frauen sogar 9,8 Jahre.[18] Manche leben auch noch deutlich länger, manche kürzer – je nachdem, wann die Diagnose gestellt wird, wie der Allgemeinzustand ist, welche Form von Demenz vorliegt und wie gut die Betreuung gelingt. Aber ja: Demenz ist in den allermeisten Fällen nicht heilbar.

Aber nicht, weil die Demenz etwa den Herzschlag stören würde, sondern weil sie alles stört, was das Gehirn steuert: Bewegungsabläufe, Sprache, Orientierung, Körpergefühl, Schlucken, Kauen, Atmen, sogar Temperaturgefühl und Schmerzempfinden.

Viele Menschen mit fortgeschrittener Demenz können nicht mehr sicher essen und trinken, verschlucken sich leicht – an Reiskörnern, Erdnüssen oder an ihrem Apfelsaft. Wenn Nahrung oder Flüssigkeit in die Luftröhre und dann in die Lunge gelangt, kann das eine Lungenentzündung auslösen. Und daran versterben viele.

Andere stürzen – weil sie die Tiefe von Stufen nicht mehr einschätzen können, weil der Gleichgewichtssinn nachlässt, weil der Fuß nicht macht, was er soll, oder weil sie nachts im Halbdunkeln auf Wanderschaft gegangen und dann über die Teppichkante gestolpert sind. Dann ist die Hüfte gebrochen, es folgt eine Operation, im Krankenhaus kommt es vielleicht zu weiteren Stürzen, zu weiteren Operationen, zu Delir, zu einer Infektion. Die Belastungen summieren sich – und irgendwann macht der Körper nicht mehr mit.

Der Verlauf einer Demenz ist bei jedem Menschen anders. Manche leben zehn oder mehr Jahre gut mit liebevoller Unterstützung, mit Lachen, mit Nähe und Momenten, die für die eine oder den anderen sogar schöner sind als die »gesunden Jahre«, weil mancher Streit vergessen ist. Aber manche erleben auch eine rasant fortschreitende Demenz, sind von heute auf morgen »geistig weg«, sterben ganz plötzlich.

Mein Vater ist an Demenz gestorben. Nicht sofort. Erst redete er immer weniger, zog sich zurück, wurde stiller. Er lag in seinem Bett in unserem Wohnzimmer und reagierte dann kaum mehr. Dann kam plötzlich Fieber. Eine Infektion. Ich brachte ihn in die Klinik, zum Glück auf eine gute internistische Station mit einem tollen Team. Ich war heilfroh, dass er dort gut aufgehoben war, und fuhr am Abend nach Baden-Baden zu einer Talkrunde mit Frank Elstner (lang ist's her …). Nach der Sendung saßen wir bei Pasta und Wein in einem trubeligen Restaurant, unterhielten uns prächtig, lachten gemeinsam … Dann klingelte das Handy in meiner Jacke. Zufall, dass ich es überhaupt bemerkt hatte. Ich nestelte es aus der Tasche, Blick aufs Display, eine Nummer aus Bochum: *»Ihr Vater liegt im Sterben.«*

Schock. Puls. *»Sorry, muss sofort los.«* Ich raffte meine Sachen zusammen, rannte zum Auto, bretterte los, raste 400 Kilometer durch bis nach Bochum, kam mitten in der Nacht gerade eben noch rechtzeitig an, mit den letzten Atemzügen meines Vaters. Konnte ihn noch einmal in den Arm nehmen.

In diesem Moment fiel mir etwas auf, das ich mein ganzes Leben über eigentlich wusste – aber nie wirklich gesehen, geschweige denn gefühlt habe. Mein Vater hatte keinen rechten Arm. Nur diesen Stummel, den er sich in Stalingrad geholt hatte. Eine Kriegsverletzung, die mir als Kind ganz normal erschien. Es schien mir ganz gewöhnlich, dass mein Vater alles mit links erledigte: Auto fahren, schreiben, arbeiten, anziehen, essen, trinken, streicheln.

Erst im Sterben habe ich ansatzweise begriffen, was dieser Verlust des rechten Armes eigentlich bedeutet. Dass dieser Mann mit einem gravierenden Handicap gelebt hat. Ohne viel Aufhebens. Dann ging mir durch den Kopf, dass er nicht nur seinen Arm verloren hatte – sondern auch einen Sohn. Meinen Bruder Willi, der mit nur 44 Jahren an Krebs gestorben war. Ich glaube bis heute: Diese alten Wunden, die nie geheilt sind – das Trauma von Stalingrad, der Schmerz über den verlorenen Sohn –, sie haben mitgearbeitet. Mitgearbeitet an der Demenz. Als hätte sein Geist gesagt: Ich habe das alles so lange ausgehalten, jetzt reicht es mir, ich geh' dann schon mal.

Die ersten Anzeichen von Demenz – bei anderen und bei sich selbst

Am Anfang sind es diese kleinen Dinge: Schlüssel verloren, Termin vergessen. *»Ach, ist halt viel los gerade.«* Oder: *»Ich bin halt nicht mehr 30.«* Man lacht es weg. Ist ja nix. Und wenn dann ein Arzt einen langjährigen Patienten nicht erkennt? Eine Mutter ihren Sohn mit dem Bruder verwechselt? Dann ist eben doch was. Ich weiß noch genau, wie mein Vater es beschrieben hat: *»Irgendwas stimmt nicht in meinem Kopf.«* Doch viele Menschen merken es selbst nicht, wenn das Gedächtnis nachlässt. Oder sie wollen es nicht wahrhaben. *»Dement? Ich doch nicht.«* Dabei gibt es viele Warnzeichen.

Wiederholungen: Nicht unbedingt Wort für Wort, aber immer wieder dieselben Geschichten, dieselben Fragen, dieselben Gedanken, die sich im Kreis drehen. Und immer öfter tauchen Erzählungen aus der Vergangenheit auf. Die Kindheit, der Krieg, die erste Liebe – alles wird wieder und wieder erzählt. Oft wirkt es lebendiger als das, was im Jetzt geschieht.

Faden verlieren: Häufig habe ich es bei älteren Menschen erlebt, dass sie den Faden verlieren. Beim Lesen. Beim Erzählen. Beim Zuhören. Zack, weg ist der Gedanke. Dann geht's wieder zurück an den Anfang, neuer Versuch – aber der Gedanke rutscht wieder weg.

Erinnerungslücken: *»Was gab es heute zum Mittagessen?«* Keine Idee. Und selbst wenn jemand es sagt – da meldet sich nichts. Das ist ein Unterschied zum normalen Vergessen, wo irgendwann doch ein Licht aufgeht. Wenn es dunkel bleibt, sollte man das als Warnzeichen sehen.

Gehen, reden, gehen, reden: Viele Demenzkranke können nicht mehr zwei Dinge gleichzeitig tun. Ich meine nicht das vermeintliche »Multitasking« (das eigentlich niemand wirklich beherrscht), sondern einfache Dinge wie spazieren gehen und sich dabei unterhalten. Wer immer wieder stehen bleiben muss, um zu sprechen, dann weitergeht und wieder stoppt, um weiterzusprechen – dem fällt das Gleichzeitige schwer. Das kann ein deutliches Zeichen sein.

Verlust von Alltagsfähigkeiten: Wenn der Vater plötzlich die Suppe nicht mehr aufwärmen kann, ohne dass sie anbrennt. Wenn die Mutter das Auto nicht mehr in die Garage fahren kann, ohne mit dem Außenspiegel gegen die Garagenwand zu krachen. Wenn ein alter Mensch plötzlich nicht mehr in der Lage ist, den Computer hochzufahren, Geld abzuheben oder die Schuhe zu binden, dann sind all diese Dinge Anzeichen einer möglichen Demenz.

Stimmungsschwankungen: Ein Mensch, den Sie als ruhig und ausgeglichen kennen, ist schnell gereizt, zieht sich zurück, wirkt ängstlich, misstrauisch, grundlos wütend? Findet den Schlüssel nicht, das Portemonnaie ist weg? Verdächtigt Sie, Ihre Kinder oder (für den Hausfrieden nicht weniger problematisch) die Reinigungskraft: »Die hat geklaut!« Auch das können Anzeichen einer Demenz sein.

Geruchs- und Geschmackssinn: Plötzlich schmeckt alles fad, riecht nach nichts – auch das kann ein Frühzeichen sein, wenn es keinen anderen medizinischen Grund für den Ausfall des Riechorgans gibt, wie zum Beispiel eine Coronainfektion.

»Ist das überhaupt schlimm?«, fragen Sie sich vielleicht. »Kann ich die Sache nicht einfach laufen lassen, solange es keine ernsten Probleme gibt?« Ich verstehe das. Man will sich mit einem Demenzverdacht keinen Ärger einhandeln. Insofern: Ja. Man muss nicht gleich einen Riesenwirbel veranstalten. Aber: Weil es so viele Formen sekundärer Demenzen gibt – also Demenzformen, die behandelbar oder sogar heilbar sind –, lohnt sich eine medizinische Abklärung auf jeden Fall (meine eigene Mutter hatte einen riesigen Vitamin-B1-Mangel, der viel zu spät erkannt worden ist …). Erster Ansprechpartner ist der Hausarzt, Sie können aber auch direkt in eine neurologische Praxis gehen. Man kann Vitamin B_{12} im Blut messen lassen, man kann Entzündungsmarker messen lassen, es gibt Trainings, es gibt gute Strategien für den Alltag – vorausgesetzt, man weiß früh Bescheid. Und wenn man weiß, woran man ist, muss man zumindest nicht weiter über mögliche Warnzeichen nachgrübeln. Aber die Sache hat einen Haken …

Demenz erkannt – und dann?

Demenz ist kein Schnupfen. Wer eine solche Diagnose in der Hand hält, kann (muss nicht, aber kann) eine tiefe Scham fühlen, ganz gleich, ob die Demenz die Mutter betrifft, den Onkel oder einen selbst. Diese Scham macht einsam. Und Einsamkeit verstärkt die Demenz.

Ein Forschungsteam um Takashi Amano von der Rutgers University hat über Jahre hinweg Paare begleitet, um besser zu verstehen, was eine Demenzdiagnose auslösen kann. Sie bestätigen das, was ich im Alltag oft erlebt habe: Schon die Diagnose allein – noch bevor die Krankheit weit fortgeschritten ist – führt bei vielen dazu, dass sie sich zurückziehen. Sie telefonieren seltener, gehen weniger raus. Keine Sportveranstaltungen mehr, keine Chorprobe, kein Plausch über den Gartenzaun, keine Besuche bei Freunden. Nicht, weil sie nicht mehr können – sondern weil sie sich nicht mehr trauen. Aus Angst, etwas Falsches zu sagen. Aus Sorge, sich zu blamieren. Und bevor das passiert, ziehen sie sich lieber ganz zurück und verschwinden dann noch schneller im Demenznebel.

Deshalb ist eine frühe Diagnose zwar wichtig, aber nur dann für die Betroffenen rundum hilfreich, wenn wir sie auch früh auffangen. Wenn wir den Menschen nicht nur sagen, was los ist – sondern auch: »*Wir gehen den Weg gemeinsam.*« Das Forscherteam konnte übrigens zeigen: Das soziale Umfeld der Betroffenen veränderte sich kaum. Die Zahl der Freunde blieb in der Regel gleich, der Kontakt zur Familie ebenso. Auch die Hilfsbereitschaft aus dem Umfeld brach nicht weg. (Ganz ehrlich: Dieses Forschungsergebnis hätte ich nicht unbedingt erwartet, das macht mich zuversichtlich.)

Für den Alltag heißt das: Wir müssen nicht in erster Linie die Nachbarn beknien, weiter zum Kaffee zu kommen – wir müssen die Betroffenen selbst ermutigen, sich nicht aus der Gemeinschaft zu verabschieden. Sie gehören selbstverständlich dazu. Wir können ihnen das nicht oft genug sagen.[19]

Allein leben – geht das mit Demenz?

Eine Bekannte hat vor einigen Jahren ein Haus auf dem Land gekauft. Es war völlig zugewachsen mit Efeu, der Garten verwildert – das Ganze hatte etwas Verwunschenes, Märchenhaftes. Überraschenderweise auch im Inneren: Beim ersten Rundgang entdeckte sie auf dem Dachboden einen aufgespannten Sonnenschirm, einen alten Liegestuhl, verstreute Handtücher, leere Lebensmittelverpackungen, Kinderspielzeug – sogar etwas Sand lag auf dem Boden. Es sah aus, als hätte jemand auf seinem eigenen Dachboden Urlaub gespielt. Und das jeden Tag.

Ob die Vorbesitzerin, eine hochbetagte Dame, dement war, lässt sich nicht mit Sicherheit sagen. Doch vieles im Haus sprach dafür: eine ungewöhnliche Ordnung, Räume, die offenbar seit Jahren nicht mehr betreten worden waren. Einfach vergessen. Die Vorstellung, dass die alte Dame hier oben Tag für Tag ihre kleine Strandwelt gepflegt hat, ist anrührend. Poetisch. Und zugleich wirft sie eine ernste Frage auf: Wie lange kann ein Mensch mit Demenz allein leben? Wird das nicht irgendwann gefährlich?

Viele Betroffene leben zunächst weiterhin allein – oft erstaunlich gut organisiert, zumindest nach außen. Sie halten lange eine funktionierende Fassade aufrecht. Dabei merken sie selbst häufig nicht, wo ihre Grenzen liegen. Deshalb bleiben Hilfsangebote anfangs häufig unbeachtet oder werden sogar abgelehnt – aus Angst, Kontrolle zu verlieren oder anderen zur Last zu fallen.

Tatsächlich ist das Alleinleben mit Demenz in der frühen und mittleren Phase unter bestimmten Voraussetzungen möglich. Entscheidend ist ein tragfähiges soziales Netz. Wer regelmäßig Besuch bekommt, am besten mehrmals täglich, wer enge Kontakte zur Nachbarschaft pflegt und durch ambulante Hilfen unterstützt wird, kann unter Umständen noch längere Zeit allein zurechtkommen. Auch wenn dann vielleicht ein Sonnenschirm mitten in der Wohnung steht. Egal. Mit ein bisschen Großzügigkeit der Freunde und Familie und mit ein bisschen Aufmerksamkeit der Nachbarn ist es oft möglich, trotz Demenz in der vertrauten Umgebung zu bleiben – mit all den persönlichen Dingen, den geliebten Straßen, alten Gewohnheiten und Menschen, die einem wichtig sind.

Dennoch bleiben berechtigte Sorgen: Wird der Herd ausgeschaltet? Werden Medikamente richtig eingenommen? Wird ausreichend gegessen und getrunken? Wird auf Hygiene geachtet? Was, wenn ein Sturz passiert? Oder der Heimweg nicht mehr gefunden wird – in der Nacht, ohne Mantel?

Solche Risiken lassen sich nicht ganz ausschließen, aber oft deutlich reduzieren. Vor allem professionelle Pflegedienste spielen eine wichtige Rolle. Sie schließen Lücken, übernehmen Körperpflege, Medikamentengabe oder Haushaltsaufgaben. Die Auswahl eines passenden Dienstes will gut überlegt sein – nicht jeder ist auf Demenz spezialisiert. Es lohnt sich, nach Konzepten zu fragen, nach festen Bezugspersonen, nach der Bereitschaft zur Zusammenarbeit mit Angehörigen, nach Unterstützung bei Anträgen für die Pflegeversicherung.

Eine allgemeingültige Grenze für das Alleinleben gibt es nicht. Oft ist es ein schmaler Grat zwischen gefährlicher Überforderung und einem vertretbaren Risiko. Ein bisschen so wie in der Kindererziehung, für die es bekanntlich »ein ganzes Dorf« braucht: Auch dort lässt sich nichts völlig richtig machen – aber Angehörige,

Freundinnen und Freunde können zugewandt und aufmerksam sein und vieles gemeinsam schaffen.

Ja, es ist völlig klar: Alten oder sehr alten Menschen zu helfen, kann belastend sein, besonders für jene, die zugleich eigene Kinder versorgen und berufstätig sind. Und doch: Es ist auch eine Bereicherung. Ein Abenteuer. Ich werde nie vergessen, wie ich einmal mit einer Hundertjährigen zum Einkaufen in den Supermarkt gegangen bin (im Rahmen meiner TV-Serie »Dietrich Grönemeyer – Leben ist mehr«). Es ging die Straße runter, sie am Rollator, ich langsam daneben. Was haben wir über ihre »Spöksken«[20] gelacht. Sie erklärte mir, wie gesund die Zwiebel und andere alte Küchengemüse sind, wie wichtig aber auch modernere Produkte wie Orange und Avocado für Gesundheit und langen Genuss sind. In Begleitung einer Hundertjährigen verändert sich unweigerlich der Blick auf unsere Konsumwelt, die es *so* lange noch gar nicht gibt.[21]

Kurz: Selbst zum Einkaufen gehen und in den eigenen vier Wänden leben ist lange möglich – auch für hochbetagte Menschen, auch bei beginnender Demenz, auch allein. Aber eben nicht ganz allein. Sondern mit Unterstützung: selbstbestimmt.

II

FORSCHUNG

Doch, man kann etwas tun

Kaum ein medizinisches Thema löst in den Medien derartig extreme Reaktionen aus wie das Thema Demenz. Da werden die neuen Alzheimer-Medikamente bejubelt, als sei der endgültige Sieg über die Demenz nur noch eine Frage von wenigen Monaten. (Ist er nicht.) Da wird der Trauermarsch geblasen, wenn diese Medikamente nicht sogleich in Europa zugelassen werden. (Es gab gute medizinische Gründe für dieses Zögern.) Sogar ein Hauch von *Dementia True Crime* wehte durch die Medien, als das Magazin *Science* enthüllte, dass zahlreiche Studien von Eliezer Masliah – immerhin einer der bekanntesten Alzheimer-Forscher weltweit – manipulierte Bilder enthalten. Es ging ausgerechnet um jene Studien, auf denen etliche Medikamentenentwicklungen basieren. Und auch schon Versuche mit Menschen.[22]

Dann wieder: Jubel! Das lange erwartete Medikament *Lecanemab*, das Plaques im Hirn abbauen und damit Alzheimer verzögern soll, wurde nach langem Hin und Her im April 2025 in Europa doch zugelassen. Und schon der nächste Dämpfer: Es hilft nur sehr wenigen Erkrankten. Es kann Alzheimer auch nicht heilen, nur verzögern. Und das auch nur wenige Monate … Wo also stehen wir in der Forschung? Wir verstehen Demenz immer besser. Und weil wir sie immer besser verstehen, wird immer klarer, wie komplex diese Krankheit ist, wie verschieden von Mensch zu Mensch. Das Allheilmittel, mit dem sich jede Demenz abschalten lässt, wird es wohl nie geben. Aber viele kleine Möglichkeiten, das Leben der Betroffenen leichter zu machen – und ihre Demenz, zumindest ein wenig, zu verzögern.

Lecanemab – Hoffnung mit vielen Fußnoten

Mit Lecanemab gibt es zum ersten Mal in der EU ein Medikament, das nicht nur an den Symptomen der Demenz herumdoktert, sondern direkt an den Krankheitsprozessen im Gehirn ansetzt. Lecanemab ist ein therapeutischer Antikörper, der sich direkt an die Amyloid-Plaques heftet und sie so kennzeichnet, dass Fresszellen im Gehirn (Mikroglia) sie finden und abbauen können. Oder wenigstens ihren weiteren Aufbau bremsen. Das Medikament wirkt nur in einem sehr frühen Stadium der Demenz; für die späteren Stadien bringt es nichts mehr, weil eben die Schäden im Gehirn durch die Aktivierung der Mikroglia nicht rückgängig gemacht werden können – sie können nur das weitere »Zumüllen« des Gehirns mit immer mehr Eiweißplaques aufhalten. Das Medikament wird alle zwei Wochen als Infusion gegeben. Es ist aufwendig, teuer und nicht ungefährlich.

Nur etwa 250 000 Menschen in Deutschland befinden sich überhaupt in der frühen Demenzphase, in der Lecanemab theoretisch helfen könnte. Und von denen kommt am Ende nur ein Bruchteil wirklich infrage – neben vielen anderen Gründen wegen eines bestimmten Gens namens ApoE4. Wer zwei Kopien davon hat, der hat auch ein deutlich höheres Risiko für Nebenwirkungen wie Schwellungen oder kleine Blutungen im Gehirn. Deshalb ist das Medikament nur für diejenigen gedacht, die entweder keine oder nur eine Kopie dieses Gens haben – das sind geschätzt nur etwa 20 000 Patientinnen und Patienten.

Hinzu kommt: Bei Frauen wirkt das Medikament schlechter

als bei Männern, gleichzeitig ist das Risiko für Nebenwirkungen auch noch höher. Zwei Drittel der Alzheimer-Betroffenen sind nun mal Frauen. Und: Die Behandlung ist aufwendig – nicht nur medizinisch, sondern auch logistisch. Es braucht spezialisierte Zentren, regelmäßige Bildgebung, gute Überwachung. In Köln, einem der großen neurologischen Zentren Deutschlands, rechnet man mit etwa 100 Betroffenen pro Jahr, die man dort überhaupt behandeln kann.[23] Noch einmal: 100. Von insgesamt 1,8 Millionen Demenzkranken in Deutschland. Das ist weniger als ein Tropfen auf dem heißen Stein. Aber trotzdem: Lecanemab ist ein Schritt. Vielleicht sogar ein wichtiger. Aber kein Wundermittel. Und sicher keine Lösung für alle.

Und führen die für die Behandlung notwendigen Gentests nicht auch zu Stress für die ganze Familie? Konkret: Wie würde es Ihnen gehen, wenn Sie erfahren, dass Ihr Elternteil das ApoE4-Gen hat – und Sie wahrscheinlich dann auch? Dass Sie selbst also ein erhöhtes Risiko für Alzheimer haben – und dann auch noch für eine aggressive Form? Wir wissen heute, dass vererbte Gene allein zumeist kein »Todesurteil« sind, weil der eigene Lebensstil zu einem hohen Teil darüber entscheidet, welche Gene überhaupt aktiv sind oder abgeschaltet bleiben. Trotzdem ist das keine schöne Information.

Demenz ist und bleibt eine gewaltige Aufgabe für die medizinische Forschung und für uns alle. Auch mit diesem Buch präsentiere ich nicht das eine Wundermittel, ich plädiere nicht für eine letztgültige Lösung. Sondern für Demut gegenüber einer Krankheit, die so vielfältig ist und so komplex, dass wir uns noch viele Forschungsjahre lang mit Puzzlestücken gedulden müssen. Immerhin.

Während die Grundlagenforschung immer weiter Eiweißplaques, Mitochondrien und Mikroplastik unter die Lupe legt, möchte ich mich am liebsten gleich um die kümmern, die jetzt unsere Unterstützung brauchen.

Und doch: Medizinische Forschung ist faszinierend. Deshalb

werfen wir, bevor wir zu konkreten Ideen für Ihren Alltag kommen, einen kurzen Blick auf die Fragen, die die Demenzwissenschaft im Moment bewegen.

Eiweißablagerungen: Nicht jeder wird durch Plaques dement

Bei den häufigsten Demenzformen sammeln sich Eiweiße im Gehirn an Stellen, an die sie nicht gehören und an denen sie gravierende Schäden verursachen.

Bei Alzheimer sind das vor allem **Beta-Amyloid-Plaques:** Proteinklumpen, die sich zwischen den Nervenzellen ansammeln und die Signalübertragung stören. **Tau-Proteine** spinnen innerhalb der Nervenzellen Fäden (»Fibrillen«), die diese Zellen in ihrer Funktion stören und sie dann absterben lassen. Bei der Lewy-Körper-Demenz entstehen vor allem in den Nervenzellen der Großhirnrinde und des Stammhirns rundliche Eiweißablagerungen (aus dem **Protein Alpha-Synuclein**), die die Funktion der Nervenzellen massiv stören. Eigentlich also alles klar. Und weil das eigentlich alles so klar scheint, werden Medikamente entwickelt, die diese Eiweißstrukturen verhindern oder abbauen sollen. Viele wirken nicht wie gewünscht. Und das liegt daran, dass die Sache mit den Eiweißmolekülen gar nicht so klar ist wie oft dargestellt.

Immer wieder tauchen in Studien einzelne Männer und Frauen auf, deren Gehirne voller Eiweißablagerungen sind, die aber trotzdem keine Anzeichen von Demenz haben.

So zum Beispiel bei der berühmten »Nonnen-Studie« – eine Langzeitstudie von David Snowdon, die schon mehr als 25 Jahre alt ist.[24] Er beobachtete 678 ältere katholische Schwestern über 15 Jahre lang und ließ sie immer wieder Tests absolvieren. Nach ihrem Tod schaute er sich deren Gehirne an. Und siehe da: Nicht immer passte die Zahl der gefundenen Plaques und Verfilzungen in den Nonnengehirnen zu deren mentaler Fitness. Einige Schwestern mit vielen Eiweißablagerungen waren bis zum Schluss geistig rege, andere waren desorientiert, obwohl ihre Gehirne kaum durch Ablagerungen verändert waren. Was folgt daraus? Snowdon fand, dass die Nonnen mit der meisten Bildung am wenigsten geistig abgebaut hatten – sie profitierten wohl von einer Art »kognitiver Reserve«. Möglicherweise bot aber auch das ruhige, von vielen sich wiederholenden Tätigkeiten geprägte Leben der Nonnen dem Gehirn besonders gute Bedingungen, immer wieder zu regenerieren. Oder hatten sich die vielen Wiederholungen der immer gleichen Aufgaben und Gebete so tief in das Gedächtnis (auch in das Muskelgedächtnis) eingegraben, dass der geistige Verfall sich kaum zeigen konnte? Unklar.

Demenz ist so vielfältig und so »multifaktoriell«, dass viele Fragen offenbleiben. Interessant ist jedenfalls, dass die Forschung trotz der Ergebnisse der Nonnen-Studie an ihrer These festhält, dass hinter dem Gedächtnisverlust bei Alzheimer Eiweißablagerungen stehen.

Dass Demenzfreiheit möglich ist, auch mit Plaques im Hirn, bestätigt eine weitere Untersuchung: Die DIAN-Studie (Dominantly Inherited Alzheimer Network) beobachtet seit 2011 eine Familie, bei der eine besondere Mutation dafür sorgt, dass alle Betroffenen mit etwa 50 Jahren dement werden. Nun tauchte ein Mann auf, der zwar das mutierte Gen in sich trug, aber gesund blieb. Der Grund: Sein Gehirn war zwar voller Amyloid-Plaques, aber nicht von Tau-Fibrillen durchzogen (dahinter stand wieder eine andere Mutation, aber darum soll es jetzt nicht gehen). Das machte Yakeel Quiroz von der Harvard Medical School in Boston stutzig. Ist Amyloid gar nicht die Hauptursache für Alzheimer? Zumindest zeigt dieser Fall, »dass diese Feststellung nicht unbedingt für alle gilt«, sagt Quiroz. Heißt das jetzt, dass neue Medikamente wie Lecanemab (das ist der Antikörper, der auf Amyloid abzielt und der jetzt auch in Deutschland zugelassen ist), dass also diese Anti-Eiweiß-Medikamente nutzlos sind? Schwer zu sagen. In der DIAN-Studie jedenfalls versucht man jetzt, Lecanemab mit einem weiteren Antikörper zu kombinieren, der es auf Tau-Fibrillen abgesehen hat.[25]

Stille Entzündung bringt Durcheinander im Kopf

Demenz ist also nicht nur eine Frage von Eiweißablagerungen im Kopf. Was ist es dann? Einige Wissenschaftlerinnen und Wissenschaftler sagen heute: Demenz ist eine Folge von chronischer Entzündung. Eine Art *Daueralarm*, bei dem das Immunsystem nicht mehr zur Ruhe kommt. Dahinter stehen vermutlich »stille« Infektionen, die wir schon lange mit uns herumtragen – zum Beispiel durch Herpesviren oder SARS-CoV-2, das Coronavirus, aber auch durch Bakterien, Viren, Pilzsporen, Feinstaub, Mikroplastik, Gifte. Wir merken nichts davon, trotzdem prasseln diese Milliarden von Störenfrieden pausenlos auf uns ein, sie machen Stress im Körper und eben auch im Gehirn. In jungen Jahren, bei bester Gesundheit, sind wir darauf eingestellt und kommen gut damit zurecht, doch irgendwann erschöpft sich die Fähigkeit unseres Organismus, sich zu wehren. Dann kommt es zu Infektionen, dann gehen Strukturen kaputt, auch im Gehirn, dann kommt es zu Demenz.

Ein spannender Gedanke aus der aktuellen Forschung ist der der *zellulären Seneszenz*. Das ist ein Zustand, in dem Zellen zwar noch leben, sich aber nicht mehr teilen, nicht mehr richtig arbeiten und gleichzeitig jede Menge entzündliche Botenstoffe ausschütten. Solche Zellen sammeln sich mit dem Alter an, auch im Gehirn – und könnten, weil sie Entzündungsprozesse im Gehirn auslösen, ein Motor sein für neurodegenerative Erkrankungen wie Alzheimer.

Was heißt das jetzt für uns? Es bedeutet: Alzheimer ist mehr als nur ein Eiweißproblem. Es ist ein Zusammenspiel vieler kleiner chronischer Belastungen – Infektionen, Entzündungen, Alterung auf zellulärer Ebene. Das eröffnet neue Möglichkeiten, früher einzugreifen: mit antiviralen oder entzündungshemmenden Therapien, aber auch mit Impfungen.

Gürtelrose-Impfung hilft gegen das Vergessen

Wales ist ein Landstrich mit viel Regen, vielen Schafen – und einem gut organisierten Gesundheitssystem. Dort wollte man ältere Menschen besser vor Gürtelrose schützen. Also bekamen alle, die am 1. September 2013 exakt 79 Jahre alt waren, die Einladung zur Impfung (mit dem Impfstoff Zostavax). Die, die ein paar Tage älter waren, gingen leer aus – weil der Impfstoff knapp war.

Das klingt nach Mangelwirtschaft, war aber gerade deshalb für ein Forscherteam der Stanford University ein Glücksfall. Denn sie konnten später ganz genau vergleichen: Was passiert mit denen, die die Impfung bekommen haben – und was mit denen, die knapp daran vorbeigerutscht waren? Der Altersunterschied zwischen den beiden Gruppen: eine Woche. Der Unterschied im Krankheitsverlauf nach sieben Jahren: signifikant. Die Geimpften hatten ein gut 20 Prozent geringeres Risiko, an Demenz zu erkranken. Eine Impfung gegen Gürtelrose schützt also das Gehirn vor Demenz? Ja, ich war auch überrascht.[26]

Hinter der ganzen Geschichte steckt das Varizella-Zoster-Virus. Dieses Virus beschert uns zumeist im Kindesalter die Windpocken (manchen erwischt es auch sehr unangenehm im Erwachsenenalter) und versteckt sich danach still und heimlich in unseren Nervenzellen. Für immer. Wenn wir älter werden, vielleicht gesundheitlich angeschlagen sind oder sehr gestresst (was aufs Gleiche herauskommt), kann das Virus wieder aktiv werden und eine Gürtelrose auslösen: eine sehr schmerzhafte und ansteckende Erkrankung der Haut. Und eben auch, so die Vermutung, ein möglicher Stress für das Gehirn.

Warum ganz genau eine Gürtelrose-Impfung vor Demenz schützt, weiß man nicht. Die Impfung könnte das Varizella-Zoster-Virus bändigen und so das Gehirn schützen. Oder sie könnte die Immunreaktion des gesamten Körpers so ankurbeln, dass dadurch auch stille Entzündungen im Gehirn zurückgehen. Was wiederum heißt: Auch andere Impfungen schützen möglicherweise vor Demenz, vielleicht sogar noch besser. Man weiß es im Moment noch nicht.

Der Schutzeffekt der Impfung ist bei Frauen offenbar stärker als bei Männern. Auch hier weiß man nicht ganz genau, warum das so ist. Weil Frauen im Schnitt immer stärkere Immunreaktionen zeigen? (Deshalb sind sie auch anfälliger für Autoimmunerkrankungen.) Weil sie häufiger Gürtelrose bekommen? Weil es einfach noch zu wenig Daten gibt, um alles genau zu verstehen? Wie gesagt: Man weiß es im Moment noch nicht. Aber die Richtung stimmt.

Auch andere Studien bestätigen, dass gegen Gürtelrose geimpfte Menschen seltener Alzheimer bekommen. Besonders deutlich war der Effekt bei denen, die den neueren, rekombinanten Proteinimpfstoff (Shingrix) bekommen haben – also das, was auch bei uns in Deutschland inzwischen empfohlen wird.[27] Ein Lichtblick, oder?

Wenn die Kraftwerke im Kopf streiken

Unser Gehirn wiegt im Schnitt gerade einmal 1,3 bis 1,4 Kilogramm – verbraucht aber rund 20 Prozent der gesamten Energie unseres Körpers. Und woher kommt diese enorme Energiemenge? Aus winzigen Organellen namens Mitochondrien – nicht umsonst werden sie als »Kraftwerke der Zelle« bezeichnet. In jeder Zelle finden sich Tausende davon (mit Ausnahme der roten Blutkörperchen, aber sonst wirklich überall), natürlich auch in jeder Gehirnzelle. In besonders langen Nervenzellen, die wie feine Kabel unseren Körper »verdrahten«, können es bis zu zwei Millionen Mitochondrien sein.

Diese Minikraftwerke verwandeln Moleküle aus unserer Nahrung in ATP – Adenosintriphosphat –, den universellen Energieträger unseres Körpers. Die wichtigste Energiequelle dafür ist Glukose, also Zucker. Aber auch Fettsäuren und Aminosäuren können zur ATP-Produktion herangezogen werden.

Nun könnte man versucht sein zu denken: Je mehr Zucker, desto mehr Energie. Leider funktioniert das nicht. Im Gegenteil: Eine dauerhafte Zuckerflut kann die Mitochondrien überfordern und langfristig beschädigen. Man kann sich das vorstellen wie einen Motor, der ständig mit dem falschen Treibstoff betankt wird.

Was passiert da genau? Wird der Zuckerstoffwechsel in den Mitochondrien überdreht, entstehen sogenannte freie Radikale – aggressive Sauerstoffverbindungen, die Zellstrukturen angreifen können, auch die Mitochondrien selbst. Gleichzeitig führt die ständige Ausschüttung von Insulin – nötig, um den Zucker aus dem Blut zu schleusen – irgendwann zur sogenannten Insulinresistenz: Die Zellen reagieren nicht mehr ausreichend auf das Hormon, nehmen weniger Glukose auf, und genau dort, in den Mitochondrien, kommt der Zucker dann nicht mehr an. Die Energieproduktion bricht ein. Wir fühlen uns müde. Schlapp. Auch geistig. Und Zellen, die nicht mehr ausreichend versorgt werden, sterben ab.

Genau das sehen wir bei Alzheimer: Im Gehirn der Betroffenen sind deutlich mehr Mitochondrien geschädigt. Je größer der Schaden, desto mehr der typischen Tau-Fibrillen finden sich in den Nervenzellen. Das wirft eine zentrale Frage auf: Was war zuerst da? Die Eiweißablagerungen – oder die schwächelnden Mitochondrien?

Vieles spricht dafür, dass zuerst die Zellkraftwerke stottern und dann die Eiweißklumpen folgen. Zum einen gibt es Menschen mit Plaques im Gehirn, die geistig völlig klar bleiben. Zum anderen zeigen bildgebende Verfahren, dass der Glukoseverbrauch im Gehirn bereits ganz früh im Verlauf einer Demenz auffallend sinkt – lange bevor klinisch etwas zu bemerken ist.[28]

Trauma, Stress und Kopfnüsse

Hundert Mal, wahrscheinlich noch häufiger, habe ich diese Geschichte von meiner Mutter gehört: wie schön das war mit dem Vater in Estland. Wie sie mit ihm durch die Wälder gezogen ist, wie sie die Vögel beobachtet hat, wie sie ihrem fröhlichen Zwitschern zugehört hat. Wie er für sie auf dem Klavier gespielt hat, wie sie gesungen haben und so weiter. Eine rührende Geschichte, geradezu märchenhaft, für meine Mutter aber traumatisch. Denn ihr geliebter Vater verschwand eines Tages aus ihrem Leben. Ungewöhnlich für eine Ehe in dieser Zeit, man ließ sich eigentlich nicht scheiden. Und wenn doch, dann heiratete man nicht so schnell wieder neu. Jedenfalls hatte der Vater plötzlich eine neue Frau. Und sie bekam über Nacht noch eine Schwester, dazu noch Brüder. Ihr Märchen war zu Ende, nur ohne Happy End. Sie verkraftete das nicht, zog sich zurück. Erst sehr spät hat sie dann zu ihrer Halbschwester und ihren Brüdern wieder Kontakt aufgenommen, selbst zu der neuen Frau ihres Vaters, um ein wenig Frieden zu finden mit dieser Geschichte. Vielleicht war es ihr eine Zeit lang gelungen, aber mit der Demenz kamen die Geschichten zurück, wieder und wieder, fast wie ein Zwangsgedanke, eine Obsession. Kaum hatte ich den Eindruck, ich habe sie wirklich trösten, wirklich beruhigen können, habe sie vielleicht sogar zum Lächeln bringen können, ging alles wieder von vorne los. Wie sehr mich das genervt hat, war nicht einmal das Schlimmste. Meine eigene Hilflosigkeit, dass ich ihr aus ihrem Elend nicht heraushelfen konnte, sosehr ich es auch versuchte, das war schlimm.

Heute glaube ich, dass sie all ihre Verluste aus der Kriegszeit, all die verlorenen Freundinnen und Freunde, die verlorenen Familienmitglieder, die verlorene Heimat auf diese eine Szene fokussierte: dass der Vater wegging. Dass sie nichts dagegen tun konnte. Dass sie plötzlich allein war. Verloren. Diese nicht verstandene, nicht bewältigte, nicht betrauerte Verlorenheit, die sie wohl jahrelang unter Verschluss halten konnte, fand in der Demenz ein Ventil.

Mittlerweile konnten etliche Studien einen Zusammenhang zwischen belastenden Kindheitserfahrungen und einem erhöhten Risiko für Demenz im späteren Leben nachweisen: Eine aktuelle Metaanalyse fand für Menschen mit solchen Erfahrungen ein um 35 Prozent erhöhtes Risiko.[29] Eine weitere Übersichtsarbeit zeigt, dass durch Kriegserfahrungen ausgelöste posttraumatische Belastungsstörungen (PTBS) das Risiko für eine spätere Demenz signifikant erhöhen können. Und dass dabei – das ist hier die neue Erkenntnis – eine beginnende Demenz dann auch noch alte Traumata *wieder aufleben lassen kann.*[30] Das ist der Punkt, den ich für jeden meiner an Demenz erkrankten Familienangehörigen bestätigen kann – und der für mich persönlich in der Begleitung am allerschlimmsten war. Ich habe wirklich nicht damit gerechnet, dass mein Haus irgendwann voll mit aggressiven Soldaten sein würde, die nur mein Vater sehen konnte.

Wenn die alten Bilder wiederkommen

Studien aus aller Welt zeigen: Traumata erhöhen das Risiko, im Alter an Demenz zu erkranken. Warum ist das so? Was passiert da im Gehirn? Dahinter steht eine Reaktion, die uns eigentlich schützen soll: die biologische Stressantwort. Wer als Kind Gewalt und Todesangst erlebt hat, wer die Heimat oder die Eltern verloren hat, dessen Stresssystem – die sogenannte HPA-Achse (Hypothalamus-Hypophysen-Nebennierenrinden-Achse) – bleibt oft dauerhaft auf Alarm gestellt.

Das bedeutet: Der Körper schüttet über Jahre oder Jahrzehnte hinweg vermehrt Cortisol aus, also das Stresshormon, das in akuten Gefahrensituationen für uns lebenswichtig ist – aber bei chronischer Belastung die Nervenzellen schädigt. Besonders betroffen ist der Hippocampus im Gehirn, unser Zentrum für Gedächtnis, Lernen und Orientierung. Unter chronischem Stress schrumpft der Hippocampus messbar – das ist vielfach durch bildgebende Verfahren belegt. Kognitive Funktionen werden dadurch beeinträchtigt, das Demenzrisiko steigt.

Und plötzlich tauchen die alten Szenen wieder auf: Schreie, Rennen, Feuer, die betenden Frauen im Luftschutzkeller, die abgerissene Hauswand, das Spielzeug, das aus dem halben Kinderzimmer hing. Besonders häufig passiert das bei der Lewy-Körper-Demenz, bei der das Gehirn bereits früh in seiner Fähigkeit zur Reizfilterung, emotionalen Steuerung und Realitätsprüfung geschwächt ist. Das führt dazu, dass alte Bilder ungefiltert an die Oberfläche kommen, aber auch mehr noch: halluzinierte Gestalten, die es nie gegeben hat.

Was also tun? Medikamente geben? Nicht vorschnell, bitte. Antidepressiva, Antipsychotika und Beruhigungsmittel kommen allesamt mit Nebenwirkungen und erhöhen sogar das Sturzrisiko. Was also hilft? Vielleicht das, was auch früher geholfen hat. In den Arm nehmen, beten, vielleicht ein Lied summen. Ich weiß, das ist leichter gesagt als getan …

»Schläge haben uns auch nicht geschadet …« Doch!

Wissen Sie, ob die Menschen, die Sie betreuen, früher einmal schwere Kopfverletzungen erlitten haben? Vielleicht als Kinder? Wurden sie geschlagen? Wurden vielleicht *Sie* selbst mit *Kopfnüssen, Ohrfeigen, Backpfeifen, Schellen, Watschen* oder *Kloppern* erzogen – die allesamt harmloser klingen, als sie waren? In den 1950er-Jahren waren das keine Ausrutscher, das war eine Erziehungsmethode. Sie könnten dem ein oder anderen später eine Demenz beschert haben. Jedenfalls haben in den vergangenen 30 Jahren zahlreiche Studien gezeigt: Es gibt einen Zusammenhang zwischen Kopfverletzungen und einem erhöhten Risiko für kognitiven Verfall oder Demenz.[31]

Beruhigend immerhin: Nicht jeder einzelne Schlag führt automatisch in die Demenz. Und doch macht es nachdenklich. Nicht nur in Bezug auf das Thema Gewalt. Ich frage: Wie sinnvoll sind eigentlich Sportarten, bei denen Kopfverletzungen von vornherein einkalkuliert werden? Ich denke an Boxen, Eishockey, an meinen geliebten Fußball – man muss kein Mediziner sein, um zu ahnen, dass Kopfbälle nicht gesund für das Gehirn sind. Auch Rugby birgt ein hohes Risiko. Vielleicht kennen Sie den französischen Rugby-Star Sébastien Chabal? Galt als besonders harter Spieler. Jetzt, mit nur 47 Jahren, haben ihn seine Erinnerungen verlassen. »Ich erinnere mich an keine Sekunde aus all den Spielen, die ich gespielt habe. Ich erinnere mich auch an keine der 62 Marseillaises«, sagt der bärtige Riese mit seiner tiefen Stimme auf YouTube. Sogar an die Geburt seiner kleinen Tochter erinnert er sich nicht.[32]

Wie hoch das Demenzrisiko nach einer Kopfverletzung ist, zeigen Daten aus den USA: Das Veteranenministerium analysierte die Krankenakten von über 300 000 ehemaligen Soldaten, die zwischen 2010 und 2011 betreut wurden. Darunter waren 571 Männer und Frauen mit einer Demenzdiagnose. Das Ergebnis: Wer ein schweres Schädel-Hirn-Trauma erlitten hatte, hatte ein mehr als 200-fach erhöhtes Demenzrisiko im Vergleich zu jenen ohne solche Verletzungen. Bei moderaten Hirntraumata lag das Risiko etwa 27-mal so hoch – und selbst bei leichten Verletzungen war es immer noch fünffach erhöht.[33]

Was heißt das jetzt konkret für unseren Alltag? Wir können Schläge, Stürze, Unfälle nicht ungeschehen machen – aber verstehen, was sie womöglich angerichtet haben. Und mal einen Fahrradhelm tragen.

Wenn ich mir als Kind die Nase geputzt habe, war das Taschentuch rußig. Das Ruhrgebiet war von Kohlenstaub grau, der Staub hing überall, in der Luft, an den Hauswänden, auf unserer Wäsche und eben auch in meiner Nase. Und in meinen Bronchien – ich kann gar nicht zählen, wie oft ich mit Bronchitis flachlag.

Heute ist es in Bochum grün, der Himmel ist oft strahlend blau. Und ich frage mich, ob die vielen Demenzen in meiner Familie nicht auch etwas mit dem Staub aus den Bergwerken zu tun haben könnten, mit den vielen Autoabgasen[34] aus der Zeit, als es noch keine Katalysatoren gab, mit dem vielen Reifenabrieb, der bei allen Autos (auch bei elektrischen) entsteht, Ruß aus den Heizungen und der Industrie, Kerosin vom Flugverkehr. Und wir dürfen nicht vergessen, dass kriegerische Zerstörungen immer auch mit viel Feinstaub einhergehen, und mit jeder Menge Giftstoffe.

Ein Feinstaubpartikel ist etwa zwanzigmal kleiner als der Durchmesser eines menschlichen Haares – so winzig, dass man ihn mit bloßem Auge nicht sehen kann. Unser Körper hat kaum Schutzmechanismen gegen diese mikroskopisch kleinen und ziemlich gefährlichen Eindringlinge. Wir atmen Feinstaub schlicht und ergreifend ein. Von der Lunge aus wandert er über die Lungenbläschen in die Blutbahn. Dann weiter zu Herz, Leber, Nieren und sogar bis zum Gehirn. Ein Teil der Feinstaubpartikel wandert auch über die Riechschleimhaut in der Nase direkt weiter ins zentrale Nervensystem.

Überall, wo diese Partikel ankommen, erkennt das Immunsystem sie als Fremdkörper – und reagiert mit seiner besten Waffe: Entzündung. Wenn man nur selten in eine Wolke Feinstaub gerät, ist das eine probate Abwehrreaktion. Doch wenn die Luft über lange Zeit voll mit Feinstaub ist, kommt es zu einer andauernden stillen Entzündung. Diese ist ein Risikofaktor für eine ganze Reihe chronischer Erkrankungen wie Diabetes, Herz-Kreislauf-Erkrankungen und Depression – und all diese Erkrankungen sind wieder Risikofaktoren für Demenz.

Internationale Studien zeigen klar, dass Menschen, die in Regionen mit hoher Feinstaubbelastung leben, ein erhöhtes Demenzrisiko haben.[35] Dabei wirken schon Feinstaubwerte, die in Europa als »normal« oder »zulässig« gelten, negativ auf die kognitive Leistungsfähigkeit. Zwar ist in Deutschland die durchschnittliche Feinstaubbelastung (PM2.5 – also Partikel mit weniger als 2,5 Mikrometern Durchmesser) seit dem Jahr 2000 deutlich gesunken. Sie liegt heute meist unter dem gesetzlichen Grenzwert von 25 Mikrogramm pro Kubikmeter im Jahresmittel. Doch die Weltgesundheitsorganisation (WHO) empfiehlt inzwischen einen deutlich strengeren Richtwert: nicht mehr als 5 Mikrogramm pro Kubikmeter im Jahresschnitt.[36] Dieser Wert wird derzeit fast nirgendwo in Europa dauerhaft eingehalten.

Und als wäre das nicht genug, haben Forscher nun auch noch Mikroplastik im Hirngewebe nachgewiesen. Ja, richtig gelesen: Plastik. Im Gehirn. Besonders viele Partikel fanden sich bei Menschen mit diagnostizierter Demenz.[37] Ob die Plastikteilchen etwas mit der Krankheit zu tun haben oder ob sie nur deshalb dort landen, weil das erkrankte Gehirn noch weniger mit ihnen zurechtkommt als ein gesundes Gehirn – das ist noch nicht geklärt. Aber eines ist klar: Winzig kleine Staub- und Plastikpartikel verschmutzen nicht nur die Umwelt, sie verschmutzen immer auch uns selbst. Unsere Körper, unsere Gehirne. Höchste Zeit, dass wir uns daran erinnern.

Luftverschmutzung ist einer der 14 Risikofaktoren, die die *Lancet-Kommission für Demenzprävention* im Juli 2024 auf der internationalen Alzheimer-Konferenz (AAIC) vorgestellt hat. Ihr wichtigstes Ergebnis ist die Zahl 45. Bis zu 45 Prozent aller Demenzerkrankungen könnten verhindert oder hinausgezögert werden, wenn 14 Risikofaktoren ausgeschaltet würden.

Die Lancet-Kommission besteht aus 27 führenden Wissenschaftlerinnen und Wissenschaftlern aus aller Welt. Ihre Empfehlungen basieren auf aktuellen Ergebnissen aus der Demenzforschung. Schon 2020 hatten sie zwölf Risikofaktoren gefunden, 2024 kamen zwei weitere hinzu: erhöhte LDL-Cholesterinwerte und ein unbehandelter Sehverlust. Damit umfasst die aktuelle Liste nun 14 Faktoren, die im Lebensverlauf das Risiko für eine demenzielle Erkrankung beeinflussen können.[38]

1. Gut hören schützt das Gehirn

Ein unbehandelter Hörverlust erhöht das Demenzrisiko – und zwar deutlich. Etwa sieben Prozent der Erkrankungen ließen sich vermeiden, wenn Menschen mit Hörminderung rechtzeitig gut versorgt würden – etwa mit Hörgeräten und durch die Vermeidung dauerhafter Lärmbelastung.

2. Cholesterin im Blick behalten

Ein dauerhaft erhöhter LDL-Wert – das sogenannte »schlechte« Cholesterin – ist nicht nur schlecht fürs Herz, sondern offenbar auch fürs Hirn. Eine frühzeitige Kontrolle ab etwa 40 Jahren könnte ebenfalls rund sieben Prozent der Demenzfälle verhindern helfen.

3. Bildung ist das beste Polster
Wer von klein auf gute Bildungschancen hat, baut eine sogenannte »kognitive Reserve« auf – einen Schutzpuffer gegen den Abbau im Alter. Rund fünf Prozent der Demenzfälle könnten durch gerechtere Bildungssysteme verhindert werden.

4. Einsamkeit macht das Denken müde
Fehlende soziale Kontakte begünstigen Demenz. Wer sich isoliert fühlt, verliert schneller an geistiger Klarheit. Gemeinschaftliche Wohnformen, Nachbarschaftshilfe und Begegnungsräume könnten laut Schätzung etwa fünf Prozent der Erkrankungen verhindern.

5. Seelische Tiefs ernst nehmen
Unbehandelte Depressionen – besonders im höheren Alter – stehen im Verdacht, den geistigen Abbau zu beschleunigen. Wer psychische Gesundheit stärkt, schützt auch das Gedächtnis. Etwa drei Prozent der Fälle könnten damit vermieden werden.

6. Kopf gut schützen
Ein Schlag auf den Kopf kann das Demenzrisiko erhöhen – besonders bei Sportunfällen oder Stürzen. Fahrradhelme, sichere Sportausrüstung und Sturzprävention im Alter könnten drei Prozent der Erkrankungen verhindern helfen.

7. Saubere Luft fürs Denken
Luftschadstoffe wie Feinstaub und Stickoxide wirken entzündungsfördernd – auch im Gehirn. Strengere Umweltauflagen und sauberere Heizsysteme könnten das Risiko für Demenzerkrankungen um etwa drei Prozent senken.

8. Zigaretten sind Gift fürs Hirn

Rauchen schadet den Gefäßen – auch im Kopf. Wer den Tabakkonsum reduziert, schützt seine kognitive Gesundheit. Der Anteil vermeidbarer Demenzfälle durch Rauchverzicht liegt bei rund zwei Prozent.

9. Gut sehen – besser denken

Unbehandelte Sehschwächen sind ein unterschätzter Risikofaktor. Wer frühzeitig Brillen oder Operationen erhält, bleibt geistig fitter. Auch hier spricht man von rund zwei Prozent potenziell vermeidbarer Fälle.

10. Bewegung hält auch das Hirn jung

Regelmäßige körperliche Aktivität verbessert die Durchblutung und wirkt stimmungsaufhellend – beides kommt dem Gehirn zugute. Mit mehr Alltagsbewegung könnten rund zwei Prozent der Demenzen vermieden werden.

11. Blutdruck regulieren

Ein zu hoher Blutdruck schädigt die feinen Gefäße im Gehirn. Wer bereits ab 40 Jahren gegensteuert – idealerweise mit einem Zielwert unter 130 mmHg systolisch –, kann das Risiko senken (etwa zwei Prozent).

12. Zucker im Lot halten

Diabetes ist ein Risikofaktor für Demenz – besonders bei schlechter Einstellung. Wer Blutzucker und Gewicht im Griff behält, schützt auch die Hirnleistung. Zwei Prozent der Erkrankungen wären so vermeidbar.

13. Zu viel Gewicht – zu hohes Risiko

Fettleibigkeit belastet Herz und Hirn gleichermaßen. Wer Übergewicht frühzeitig behandelt oder gar nicht erst entstehen lässt, kann das Risiko langfristig senken – auch wenn der Anteil nur bei etwa einem Prozent liegt.

14. Alkohol nur in Maßen

Dauerhaft hoher Alkoholkonsum schädigt Nervenzellen und reduziert die kognitive Reserve. Schon kleine Schritte zu einem bewussteren Umgang mit Alkohol könnten etwa ein Prozent der Demenzerkrankungen vermeiden helfen.

Die Wirkung der einzelnen Risikofaktoren ist nicht additiv – sie überschneiden sich teilweise und beeinflussen sich gegenseitig. Manchmal ist auch nicht ganz klar, was die Henne ist und was das Ei: Ist Demenz die Folge einer nicht behandelten Depression? Oder ist Depression die Folge einer nicht erkannten Demenz? Oder: Ist Depression doch eher ein »Warnzeichen«?

Dennoch stützt sich die Einschätzung der Kommission auf eine Vielzahl hochwertiger Studien – und ihr Fazit ist deutlich: Es lohnt sich, in Prävention zu investieren. Denn: **Diese 14 Risikofaktoren sind beeinflussbar.** Anders als Alter oder genetische Veranlagung lassen sie sich individuell durch einen gesünderen Lebensstil und regelmäßige medizinische Checks verändern. Und gesellschaftlich lassen sie sich zum Beispiel durch eine bessere Bildungs- und Umweltpolitik beeinflussen und auch durch einen Städtebau, der Bewegung und Begegnungen fördert. Für all diese Ideen liefert die Lancet-Kommission eine wissenschaftliche Grundlage, die deutlich macht: Gegen Demenz lässt sich konkret etwas tun, und zwar in jedem Lebensalter. Wichtig ist, seine Ängste zu überwinden und psychische Verletzungen zu behandeln. Bei Kindern ist der größte Hebel zur Demenzprävention die Bildung, im mittleren Lebensalter sind es vor allem Lebensstil, körperliche und geistige Gesundheit und im Alter das Leben in Gemeinschaft, gesunde Luft und: die richtige Brille.

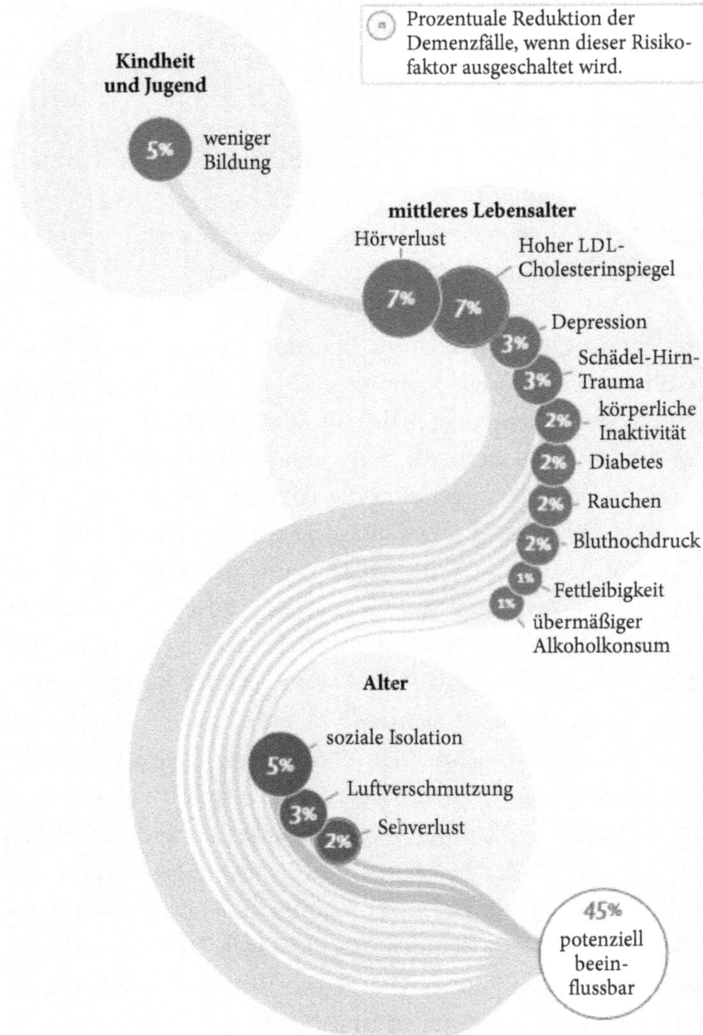

Risikofaktoren für Demenz – Update 2024 der Lancet-Komission[39]

III

PRÄVENTION

Kleine Schritte, große Wirkung

Auch wenn eine Demenz bereits eingesetzt hat, ist noch lange nicht alles verloren. Gerade zu Beginn einer Demenz, wenn jemand immer wieder die gleiche Frage stellt oder sich in fremder Umgebung nicht mehr zurechtfindet, kann das Gehirn noch viel leisten. Es bleibt ansprechbar. Es ist lernfähig. Es kann neue Wege finden, Umwege gehen.

Diese Fähigkeit lässt sich – zumindest in der Frühphase – noch gut stärken. Durch herzliche Begegnungen, durch Bewegung (und sei es ein Tanz mit dem Staubsauger!), durch Musik (vor allem die aus der Jugendzeit) und durch die Ermutigung, jeden Tag weiter Kartoffeln zu schälen – auch wenn es lange dauert, auch wenn die Schalen immer wieder im falschen Behälter landen, auch wenn die Kartoffeln am Ende auf allen Ablageflächen in der Küche verteilt sind. Egal. Wichtig ist, früh mit der Prävention zu beginnen – und später, wenn der Alltag immer beschwerlicher wird, möglichst viele Fähigkeiten möglichst lange zu erhalten.

Je früher die Diagnose gestellt wird, desto besser sind die Möglichkeiten gegenzusteuern. Dazu braucht es Strukturen, die das ermöglichen. Dafür braucht es eine medizinische Versorgung, die mitwächst – gerade jetzt, wo die geburtenstarken Jahrgänge älter werden. Entscheidend ist, dass Hausärztinnen und

Hausärzte die Zeit, das Wissen und auch die Ressourcen haben, etwas zu tun. Dass sie für ihr Engagement rund um das Thema Demenz anerkannt werden – auch wenn sich diese Krankheit nicht so einfach mit einem schönen Röntgenbild durchleuchten oder mit einem Hustensaft weglöffeln lässt. Am Ende einer Demenztherapie ist der Betroffene eben nicht wieder der Alte. Dass dies so ist – und sich in absehbarer Zeit wohl auch nicht ändern wird –, passt nur schwer in das Denken unseres medizinischen Systems.

Umso wichtiger ist es, die Demenzprävention selbst in die Hand zu nehmen. Hinschauen. Zuhören. Nicht verdrängen. Sich auch den eigenen Ängsten stellen.

Wenn ich von meiner Mutter, meinem Vater, meinen Tanten, meinen Großeltern erzähle, die dement waren, werde ich anschließend oft gefragt: »Haben Sie Angst, selbst dement zu werden?« Kurze Antwort: »Nein!« Längere Antwort: Natürlich denke ich manchmal daran, wenn ich mal wieder Namen verwechsle. Aber das ist mir schon als Jugendlicher passiert. Und auch während meiner Tätigkeit als Arzt habe ich immer wieder Namen vermurkst: Zu Herrn Schmittmeier habe ich Hausmeier gesagt, aus Frau Bosny wurde plötzlich Frau Schnossny. Aber das habe ich mir nachgesehen, so wie andere es mir nachgesehen haben. Wir haben zusammen darüber gelacht; ich habe vor allem viel über mich selbst gelacht, das hat sich nie geändert. Auch heute verstolpere ich manchen Satz und spreche trotzdem munter weiter – dahinter steckt oft die Schnoddrigkeit unserer Umgangssprache (ich bin im Ruhrpott aufgewachsen!), manchmal auch Müdigkeit. Aber Angst vor Demenz? Nein, die habe ich nicht.

Aber ich kann Menschen gut verstehen, die sagen: »Vor dem Alter habe ich eigentlich keine Angst. Aber vor Demenz.« Diese Angst hat etwas mit Kontrollverlust zu tun, mit der Vorstellung, sich selbst zu verlieren – nicht mehr zu wissen, wer man ist, wie die Kinder heißen, wo man wohnt. Wie erschreckend das sein kann, habe ich bei den Menschen erlebt, die ich durch eine Zeit begleitet habe, in der ihr Gedächtnis, ihre Fähigkeiten, ihre Persönlichkeit immer bruchstückhafter wurden.

Aber ich habe auch erlebt, was alles möglich ist, bevor es so weit kommt. Bewegung hilft. Gutes Essen. Gemeinschaft. Musik. Lachen. All das nährt unser Gehirn – und unsere Seele gleich mit. In meinem Buch *Leben ohne Angst* (2024) sage ich: Angst ist eigentlich ein nützliches Signal. Sie will uns aufmerksam machen. Wir können sie an die Hand nehmen, aktiv werden, das Leben in vollen Zügen genießen – trotz allem. Angst lässt sich besänftigen, wenn wir anfangen, gut für uns zu sorgen.

Bewegung als Schutzschild

Die medizinische Forschung hat uns in den letzten Jahren eine klare und sehr ermutigende Antwort gegeben: Wir haben unsere Gene zwar nicht in der Hand – aber wir haben unsere Epigenetik in der Hand. 60 Prozent unserer Gesundheit hängen davon ab, welche Gene wir durch unseren Lebensstil »anschalten« oder »ausschalten«. Das ist – sehr vereinfacht gesagt – mit Epigenetik gemeint.

Für die Aktivität unserer Gene sind wir selbst verantwortlich, und sie hängt von unserem Alltag ab: wie wir schlafen, wie wir essen, wie wir uns bewegen, wie wir Ruhe finden – und ob wir lachen. Vor allem: wie wir zum Leben stehen.

Tai-Chi – der Sport der Hundertjährigen

Auf meiner Reise durch China habe ich alte, gebrechliche Menschen gesehen – 70, 80, 90 Jahre, manche gefühlt über 100 Jahre alt. Sie trafen sich morgens und praktizierten zusammen Tai-Chi. Ganz langsam. Ganz konzentriert. Wie ein Zeitlupentanz mit sanften Hand- und Armbewegungen, mit seltsamen Drehungen.

Die alten bis hochbetagten Menschen kamen (das klingt jetzt salopp, ist aber nicht abwertend gemeint), sie kamen also »klapprig« am Treffpunkt an, und dann, wenn die Bewegung begann – Arme, Beine, alles in ruhigem Fluss –, verwandelten sie sich in Schmetterlinge. Fantastisch! Dasselbe habe ich in den »Chinatowns« dieser Welt gesehen, in San Francisco zum Beispiel oder in New York. Kraftvolle alte Menschen. Fröhlich. Lebendig. Wenn sie ihre Übung beendet hatten, dann trippelten sie wieder davon. Gebrechlich, ja. Aber hochbeweglich. Hochelastisch. Und ganz wach im Kopf.

Der langsame Tanz geht über in »Fleisch und Blut«

Wenn einer von ihnen an Demenz erkrankt wäre? Oder viele? Ich weiß es nicht, man hätte es auch gar nicht unterscheiden können. Die Bewegungen sind offenbar seit Jahrzehnten »in Fleisch und Blut übergegangen«, die Menschen beherrschen sie durch und durch, sind eins damit. Für mich: fantastisch, wie ein Wunder. Das Bild der Tai-Chi übenden alten Menschen hat mich tief berührt. Wir könnten so viel von anderen Kulturen lernen, wenn wir nicht so viele Vorbehalte hätten.

Anfang der 1980er-Jahre habe ich als Assistenzarzt viele Frauen begleitet, manche bis zu ihrem letzten Atemzug. Immer wieder hatte ich den Wunsch, das, was ich in China erlebt hatte – dieses tiefe Wissen um Körper und Bewegung –, in den Klinikalltag zu bringen. Ich hatte ja selbst erfahren: Tai-Chi ist nicht nur Bewegung. Es ist auch Atmen. Ganz bewusstes Atmen. Rhythmisch. Harmonisch. Die Bewegung trägt den Atem. Der Atem trägt die Bewegung. Und das ist therapeutisch wirksam. Damals wurde mein Antrag, Tai-Chi an der Universität oder über eine städtische Einrichtung anzubieten, schlichtweg abgelehnt. Nach dem Motto: »China? Damit wollen wir nichts zu tun haben!« China war damals weit weg, abgeschottet hinter der Mauer. Was von dort kam, wurde als Bedrohung empfunden, nicht als Inspiration.

Tai-Chi hilft auch, wenn die Demenz schon da ist

Heute belegen mehrere internationale Studien: Tai-Chi kann den geistigen Abbau im Alter verlangsamen – und sogar das Risiko für eine spätere Demenz senken: In einer Studie aus Taiwan trainierten ältere Menschen mit beginnender Gedächtnisschwäche zwölf Wochen lang regelmäßig Tai-Chi, kombiniert mit etwas Ausdauer- und Krafttraining. Das Ergebnis: bessere Gedächtnisleistung, mehr geistige Flexibilität und stabilere Stimmung, und zwar auch noch 24 Wochen nach Ende des Programms.[40] Auch eine Metaanalyse von neun Studien mit über 800 Teilnehmenden zeigte, dass Tai-Chi bei älteren Erwachsenen mit kognitiven Beeinträchtigungen wirksam sein kann – vor allem aber sicher, weil komplett ohne Nebenwirkungen.[41]

Ich finde das bemerkenswert – und auch tröstlich. Denn es heißt ja im Umkehrschluss: Wir können etwas tun. Bewegung tut dem Kopf gut. Und dem Herzen. Und dem ganzen Menschen. Sie regt die Durchblutung an, sie dämpft Entzündungen im Körper, sie begünstigt die Bildung neuer Nervenzellen, und sie lässt bestimmte Botenstoffe entstehen, wie diesen schönen, etwas sperrigen Namensträger BDNF. Ein Wachstumsfaktor fürs Gehirn. Hilft dem Hippocampus, also genau dem Areal, das mit unserem Erinnern zu tun hat.

Aber was ich fast noch wichtiger finde: Bewegung schenkt uns besseren Schlaf. Tieferen Schlaf. Und im Tiefschlaf räumt unser Gehirn auf. Ohne dass wir es merken, ordnet, verknüpft und speichert unser Gehirn unsere Erlebnisse, Erfahrungen und Erinnerungen. Damit wir am nächsten Morgen wieder klar denken können.

Tischtennis fürs Gehirn? Und ob!

»Tischtennis ist, als würde man gleichzeitig 100 Meter sprinten und dabei Schach spielen« – so hat es der frühere Präsident des Tischtennis-Weltverbands, Ichiro Ogimura, einmal herrlich auf den Punkt gebracht.[42] Das trifft es ziemlich gut: Anders als eher monotone Ausdauersportarten wie Joggen fordert Pingpong in jeder Sekunde höchste Aufmerksamkeit: Wie dreht sich der Ball, in welchem Winkel kommt er, mit welchem Tempo? Es bleiben nur Millisekunden, um zu entscheiden: Wo und wie erreiche ich diesen Ball? Wie und wohin schlage ich ihn zurück? **Auge, Hand, Gehirn – alles muss hochpräzise arbeiten, während der Körper gleichzeitig eine aerobe Trainingseinheit abliefert.** Warum »aerob«, fragen Sie?

Wenn wir uns bewegen, benötigt unser Körper Energie – und zwar sofort. Diese Energie stammt aus verschiedenen Energiesystemen im Körper. Eines davon ist das Phosphagensystem

(Fachleute sprechen auch vom ATP-Kreatinphosphat-System). Es stellt *besonders schnell* Energie bereit, allerdings nur für sehr kurze Zeit – in der Regel für wenige Sekunden. Dabei greift es auf in den Muskelzellen gespeicherte Energieträger zurück, vor allem auf Kreatinphosphat. Dieses System wird zum Beispiel aktiviert, wenn man plötzlich lossprintet oder eben einen kurzen, intensiven Pingpong-Ballwechsel startet. Vor allem bei weniger geübten Spielern dauert ein Ballwechsel tatsächlich oft nur wenige Sekunden.

Danach folgt eine kurze Pause – man schimpft vielleicht oder lacht, sucht den Ball, stellt sich neu an der Platte auf und startet den nächsten Aufschlag (oder man wartet mehr oder weniger grinsend, bis der Spielpartner das alles erledigt hat …). In dieser Zeit kann der Körper mithilfe *langsamer, aerober Prozesse* wieder Energie bereitstellen. »Aerob« bedeutet: unter Beteiligung von Sauerstoff. Der Körper nutzt dabei vor allem Fette und Kohlenhydrate, um auf langsame, aber nachhaltige Weise neue Energie zu produzieren.

Diese Kombination zwischen schnellem und langsamem Stoffwechsel macht den Sport so spannend in der Demenzprävention: **Er ist fordernd, aber gut dosierbar – somit auch für ältere Menschen bestens geeignet und eben auch für das Gehirn nützlich**. Jetzt fragen Sie: Und was passiert da genau?

Fittes Herz – fittes Hirn: Wer an Bluthochdruck oder anderen Herz-Kreislauf-Problemen leidet, riskiert Schäden an den kleinen Gefäßen im Gehirn. Wenn das Hirn schlechter durchblutet wird, dann leidet auch das Gedächtnis. Wer also regelmäßig (auch moderaten) Sport treibt, unterstützt seine Herzgesundheit, reguliert seinen Blutdruck – und tut damit dem Gehirn langfristig etwas Gutes. (Das gilt für Joggen und Tischtennis natürlich gleichermaßen.)

Das Hirn will wachsen: Körperliche Bewegung führt dazu, dass im Gehirn bestimmte Botenstoffe vermehrt gebildet werden – und die können wir uns vorstellen wie Dünger, der einen Garten üppig aufblühen lässt. Im Gehirn heißt dieser Dünger BDNF. Das steht für »Brain-Derived Neurotrophic Factor«. BDNF hilft, dass neue Nervenzellen entstehen, dass alte überleben und dass sich zwischen den Zellen stabile Verbindungen bilden – was letztendlich beeinflusst, wie gut wir denken und uns erinnern können. Da fragt man sich natürlich: Wo bekomme ich dieses BDNF nun her?

Antwort: Runter vom Sofa und bewegen! Und dann am besten gleich richtig, denn nicht jede Bewegung bringt gleich viel. Am meisten BDNF wird bei Sportarten gebildet, bei denen man eben nicht einfach vor sich hinläuft, sondern ständig auf neue Situationen reagieren muss – neben Tischtennis sind das zum Beispiel Tennis, Basketball oder auch Kampfsport (hier nur wegen der Kopfverletzungen aufpassen). Am besten sind Bewegungen, bei denen man gleichzeitig rennen oder springen, reagieren und zielen, denken und kommunizieren muss. Das fordert das Gehirn. Und das liebt es.

Neben BDNF werden noch weitere Botenstoffe durch Sport angekurbelt, zum Beispiel IGF-1 (»Insulin-like Growth Factor 1«) und VEGF (»Vascular Endothelial Growth Factor«) – diese helfen dabei, neue Nervenzellen und Blutgefäße zu bauen. Das Ganze passiert vor allem im Hippocampus.

Wir können manche Gehirnbereiche mit Training also ein wenig »aufpumpen« – nicht ganz so extrem wie einen Bizeps im Fitnessstudio, aber trotzdem so, dass Forscher den Unterschied messen können. Das betrifft zum Beispiel den Hippocampus (Gedächtnis), den präfrontalen Kortex (Entscheidungen treffen) und den cingulären Kortex (Gefühle regulieren). All diese Regionen sind wichtig, wenn es darum geht, sich zu orientieren, sich nicht so schnell aus der Fassung bringen zu lassen und sich zu erinnern, wo der Schlüssel liegt.

Das Hirn liebt Durchblutung: Mit dem Alter wird die Durchblutung im Gehirn schwächer. Die Gefäße verlieren an Elastizität, und der Blutfluss wird langsamer. Das ist etwa so, als würde man einen Garten mit einem verstopften Gartenschlauch gießen wollen. Läuft zwar, aber eher schlecht. Weniger Blut heißt: weniger Sauerstoff, weniger Nährstoffe – und das kann dazu führen, dass das Gehirn nach und nach abbaut. Das Risiko für Demenz kann so steigen, muss aber nicht. Denn der verstopfte Gartenschlauch lässt sich reparieren. Wenn wir uns regelmäßig bewegen, muss das Herz pumpen, wird fitter, der Blutdruck reguliert sich, die Gefäße bleiben elastisch – und das Gehirn wird besser durchblutet. Es bekommt wieder, was es braucht: frische Energie und Sauerstoff. Genau das, was wir erreichen wollten.

Schluss mit der stillen Entzündung: Unser Körper ist ständig damit beschäftigt aufzuräumen. Bakterien, Viren, Staub, Pollen, Pilzsporen, angeschlagene Zellen – das Immunsystem hat alle Hände voll zu tun. Im Alter kommt das System oft nicht mehr so richtig hinterher mit dem Aufräumen. Dann entstehen stille Entzündungen. Nicht so, dass man das gleich mit dem Fieberthermometer messen könnte, aber doch so, dass bestimmte Entzündungsstoffe im Körper dauerhaft erhöht sind.

Diese Entzündungen betreffen auch das Gehirn, und das kann gefährlich werden. Denn wenn das Gehirn ständig mit Entzündungsbotenstoffen geflutet wird, arbeiten die Nervenzellen schlechter, das Gedächtnis wird träger, und das Risiko für Demenz steigt. Aber nur, wenn man nicht den Feuerlöscher entriegelt. Mit Bewegung.

Bewegung wirkt wie ein innerer Feuerlöscher, und das gilt für jede Bewegung: Treppenlaufen mit den Einkaufstaschen in der Hand, die Kinder vom Klettergerüst pflücken, mit dem Hund rausgehen und eben auch anstrengendere Dinge wie eine Runde Tischtennis.

Gönnen wir dem Körper Bewegung, sinken die Entzündungswerte im Blut: CRP (C-reaktives Protein), IL-6 (Interleukin-6) und TNF-alpha. Das sind die Stoffe, die anzeigen: Hier glimmt was. Diese Werte kann man im Blut messen. Und wenn sie sinken, heißt das: Das Immunsystem beruhigt sich – und das Gehirn kann wieder klarer arbeiten.

Warum Entzündungswerte und Immunsystem zusammenhängen? Weil chronisch erhöhte Entzündungswerte wie IL-6 und TNF-alpha bestimmte Abwehrzellen in Daueralarm versetzen. Sie behindern dadurch andere, fein abgestimmte Aufgaben des Immunsystems. Zu viel IL-6 und TNF-alpha machen das Immunsystem »laut« und grob. Bewegung bringt wieder Ordnung rein und hilft dabei, das Immunsystem wieder feinzujustieren:

- **Natürliche Killerzellen** werden aktiver (die heißen wirklich so – und sie sind gutartig!). Sie erkennen und beseitigen kranke oder veränderte Zellen.
- **T-Zellen** teilen sich häufiger – das sind die Spürnasen und Ordnungshüter des Immunsystems. Sie greifen gezielt ein, wenn etwas aus dem Ruder läuft.
- **Blutstammzellen** und **Gefäß-Vorläuferzellen** werden ebenfalls aktiver – sie helfen beim Reparieren und Erneuern, zum Beispiel in Gefäßen oder Geweben.

Also: Bewegung hilft, das Herz-Kreislauf-System gesund zu halten (was dem Hirn guttut), sie kitzelt Wachstumsfaktoren wach (was auch dem Hirn guttut), sie reduziert schädliche Dauerentzündungen und bringt das Immunsystem wieder ins Gleichgewicht (was ebenfalls dem Hirn guttut).

Besonders effektiv wirkt dabei Tischtennis: Man braucht kein teures Fitnessstudio, man braucht keine teure Ausrüstung, und Angst vor engem Körperkontakt muss man auch nicht haben (nicht jeder mag das, und Tanzen oder Judo funktioniert nun mal schlecht ohne). Und vielleicht am wichtigsten: Es ist komplex, aber man kann es trotzdem auch als Anfänger mit viel Spaß spielen. Und wenn etwas Spaß macht, bleibt man auch leichter am Ball.

»Ja, gut, aber ich habe keine Tischtennisplatte bei mir um die Ecke!«, sagen Sie? Dann können Sie trotzdem »Brain-Gym« trainieren, dafür brauchen Sie weder Platte noch Schläger. Dahinter verbergen sich Bewegungsformen, bei denen Arme und Beine gezielt unterschiedliche, koordinierte Bewegungen ausführen, sogenannte interlimbäre oder gegenläufige Bewegungsmuster. Dieses Überkreuztraining hilft laut aktueller Forschung, kognitiven Einschränkungen und Demenz vorzubeugen. Erstaunlicherweise vor allem dann, wenn diese Übungen *laaaangsam* ausgeführt werden.[43] Hier ein paar Ideen:[44]

Däumchen drehen

Die Daumen kreisen umeinander – erst vorwärts, dann rückwärts. Und jetzt kommt die Steigerung: Die Zeigefinger drehen sich umeinander. Dann der Mittelfinger. Dann der Ringfinger. Dann der kleine Finger. Und jetzt wieder zurück. Immer vorwärts, dann rückwärts. Es klingt sehr einfach, kitzelt aber trotzdem im Hirn. Wetten?

Faust & Fächer

Linke Hand zur Faust, dicht an die Brust. Rechte Hand nach vorne gestreckt – Finger schön gespreizt wie ein Fächer. Und jetzt: andersrum! Rechte Hand zur Brust als Faust, linke Hand nach vorne als Fächer. Und wieder zurück. Und noch mal. Und noch mal. Auch das klingt einfach. Aber unterhalten Sie sich mal dabei … Links? Rechts? Vorne? Hinten? Schon durcheinander?

Jäger & Hase

Eine Hand macht den Jäger: Zeigefinger nach vorne wie bei einer Spielzeugpistole, Handfläche zeigt zur Brust. Die andere Hand ist der Hase: Zwei Finger wie Löffelohren abgespreizt, die Handfläche zeigt nach außen. Jetzt geht die Jagd los: Hase links, Jäger rechts. Und dann: Jäger links, Hase rechts. Immer wieder.

Probieren Sie das mal. Wetten, dass der Jäger aus Versehen zwei Hasenohren bekommt? Umso besser. Lachen hält das Hirn schließlich auch gesund.

Turne bis zur Urne! Risikofaktoren Inaktivität, Übergewicht und Bluthochdruck

Superschlank bin ich selbst eher nicht, aber fit. Ich nehme keine Medikamente. Ich bewege mich regelmäßig, aber ohne Krampf und Leistungsdruck. Weil ich weiß: Körperliche Inaktivität, Übergewicht und Bluthochdruck erhöhen das Demenzrisiko. Aber ich muss keinen Marathon laufen, um mein Demenzrisiko zu drücken.

Sport: Ja, aber bitte mit Freude

Eine internationale Überblicksstudie mit über 400 000 Menschen hat sich das einmal ganz genau angeschaut.[45] Die Forschenden wollten herausfinden, ob körperliche Inaktivität – also zu wenig Bewegung – wirklich ein Risikofaktor für Demenz ist. Und vor allem, ob das auch noch gilt, wenn man die Sache sauber und ohne Denkfehler betrachtet. Denn oft ist es ja so: Wenn Menschen in den Jahren vor der Diagnose träge werden, weniger rausgehen, weniger spazieren, dann liegt das vielleicht nicht daran, dass sie sich zu wenig bewegen und deswegen krank werden – sondern daran, dass sie schon krank sind und sich deshalb weniger bewegen. Das nennt man in der Forschung »Reverse Causation«, also Ursache und Wirkung durcheinandergebracht.

Also haben sich die Wissenschaftlerinnen und Wissenschaftler angeschaut: Wie war das mit der Bewegung zehn Jahre oder mehr, bevor jemand an Demenz erkrankt ist? Und siehe da: Da gab es keinen Unterschied mehr. Ob sich jemand viel oder wenig bewegt hatte – das Demenzrisiko war gleich. Nur wenn man die Bewegung kurz vor der Diagnose gemessen hatte, wirkte

Inaktivität wie ein Risikofaktor. **Aber wahrscheinlich war das dann schon ein Frühzeichen der beginnenden Krankheit – nicht die Ursache.**

Heißt das, Bewegung bringt nichts? Nein, nein – das wäre die falsche Schlussfolgerung. Denn wer sich regelmäßig bewegt, hat einen besseren Stoffwechsel und ein geringeres Risiko für Herzinfarkt, Schlaganfall oder Diabetes. Und diese Krankheiten können das Risiko für Demenz erhöhen. Wenn man so will, schützt Bewegung das Gehirn also auf Umwegen.

Und noch etwas: Wer in Bewegung bleibt, bleibt oft auch sozial besser eingebunden, hat mehr Kontakte, mehr Struktur im Alltag. Auch das kann helfen, geistig fit zu bleiben. Aber das eine Mittel gegen Alzheimer, das gibt es bis heute nicht – und Sport allein wird's auch nicht richten. Aber schaden tut er ganz bestimmt nicht. Und wenn er dann noch Freude macht – umso besser.

Übergewicht stresst die Gehirnzellen

Wenn es gelingt, mit regelmäßiger Bewegung auch noch das Körpergewicht einigermaßen im Lot zu halten, schützt auch das vor Demenz. Übergewicht stresst nämlich unsere grauen Zellen – das zeigt eine aktuelle Studie aus Australien.[46] Hier hat sich ein Forscherteam angeschaut, was bei übergewichtigen älteren Menschen im Gehirn passiert, genauer gesagt im Hippocampus. Das ist die Region, die bei Gedächtnis und Orientierung eine zentrale Rolle spielt, und eine der ersten, die bei Alzheimer Probleme macht. Untersucht wurden ältere Menschen mit leichten Gedächtnisproblemen oder dem Gefühl, dass im Kopf etwas nicht mehr ganz so rundläuft, wie es eigentlich laufen sollte.

Im Fokus stand *Glutathion* – das ist ein körpereigener Stoff, eine Art Schutztruppe gegen oxidativen Stress. Er wurde mithilfe einer Magnetresonanz-Spektroskopie gemessen. Die Forschenden haben dabei drei bestimmte Bereiche im Gehirn untersucht:

den linken Hippocampus (das ist die Gedächtniszentrale) sowie die vordere und hintere sogenannte Gyrus cinguli, das sind die Regionen, die unter anderem für Aufmerksamkeit, Gefühle und Orientierung zuständig sind.

Ergebnis: Die Übergewichtigen hatten mehr Glutathion im Hippocampus. Klingt gut, könnte man meinen, ist aber kein gutes Zeichen. Denn dass der Körper im Hippocampus mehr Glutathion bereitstellt, deutet darauf hin, dass es dort auch mehr zu schützen gibt. Da greifen mehr freie Radikale die Gehirnzellen an. Da ist also mehr Stress im Hirn. Zu viel Stress!

Die Forscher fanden noch mehr: Die Übergewichtigen bewegten sich deutlich weniger und hatten öfter Diabetes. Und obwohl man gehofft hatte, dass Sport den oxidativen Stress im Gehirn lindern könnte, zeigte sich kein klarer Zusammenhang zwischen Bewegung und Glutathion. Was das heißt? Der Körper ist durch das Übergewicht schon so gefordert, dass Bewegung allein die im Gehirn permanent scharf geschaltete Abwehr nicht ausschalten kann.

Was ich mir als Arzt aus dieser Studie mitnehme: Übergewicht belastet nicht nur Herz und Gelenke, sondern offenbar auch das Hirn. Und diese Belastung lässt sich mit meinem schönen Motto »Turne bis zur Urne« in Grenzen halten.

Was im Hirn passiert, wenn der Blutdruck nicht stimmt

Bluthochdruck – vor allem in der Lebensmitte – schädigt vor allem die kleinen, feinen Blutgefäße, die das Gehirngewebe versorgen. Besonders betroffen ist die weiße Substanz, also das Netzwerk, das verschiedene Hirnregionen miteinander verbindet. Wird dieses Netzwerk durch zu hohen Druck über Jahre hinweg geschädigt, kommt es zu kleinen strukturellen Veränderungen, die auf MRT-Bildern oft erst spät sichtbar werden, aber schon lange vorher die Informationsverarbeitung im Gehirn beeinträchtigt haben können. Auch der Hippocampus, das zentrale

Gedächtnisareal im Gehirn, reagiert auf Durchblutungsstörungen sensibel. Studien zeigen, dass der Hippocampus bei Bluthochdruck schrumpfen kann, und das schon lange, bevor sich Demenz überhaupt bemerkbar macht.[47]

Die gute Nachricht ist: Der Risikofaktor Bluthochdruck lässt sich gut behandeln. Schon wenn es Ihnen gelingt, den oberen Blutdruckwert (Systole) unter 130 mmHg zu drücken, können Sie länger klarer denken. Und jetzt fragen Sie: *»Herr Professor, was soll ich denn konkret tun?«* Am wichtigsten ist der Gedanke: »Ab morgen mache ich alles anders.« Diesen Gedanken bitte gleich mal weglassen. Er hilft nicht weiter. Es geht vielmehr darum, dem Körper (und der Seele, die gegen Radikalkuren meistens und oft zu Recht rebelliert) mit vielen kleinen Änderungen eine neue Richtung zu zeigen.

- **Weniger Salz**. Wir essen meist mehr, als wir merken. Fertigprodukte, Brot, Wurst – alles salzig. Wer das reduziert, entlastet die Gefäße. Aber: Wenn Sie zu niedrigem Blutdruck neigen – also häufig frieren, unter Schwindel leiden oder Kreislaufprobleme haben –, sollten Sie nicht zu streng sparen. Dann kann Salz für Sie wichtig sein. Im Zweifel beim Hausarzt nachfragen.
- **Weniger Alkohol**: Ein Glas Wein zur Feier eines besonderen Tages, warum nicht? Aber bitte nicht drei. Und bitte nicht jeden Abend.
- **Weniger Netflix.** Auch das Schlafen hat Einfluss. Wer schläft (statt Netflix), wer gut schläft (statt schlecht nach gruseligen Nachrichten), senkt den Druck. Im wörtlichen wie im übertragenen Sinn.
- **Weniger Stress**. Stress und Angst lassen den Puls steigen. Wer lernt, damit besser umzugehen – durch Atemübungen, Meditation, Gespräche, Pausen –, senkt auch den Blutdruck.
- **Weniger Kilos**. Ja, ich weiß selbst, dass das leichter gesagt als getan ist. Aber es ist nun mal Fakt: Jedes Kuchenstück weniger und jeder Spaziergang mehr entlasten das System.
- **Jeden Tag bewegen!** Es muss nicht für jeden der Marathon sein oder das Work-out morgens um 5 Uhr. Ein ausgeschlafener, zügiger Spaziergang

am Tag – das reicht oft schon. Fünfmal die Woche, 30 Minuten. Oder tanzen in der Küche. Oder Treppen steigen. Rad fahren. Rasen mähen. Hauptsache, die Muskeln bekommen Arbeit, der Atem beschleunigt sich, der Kreislauf kommt in Schwung. Wenn es ganz schwerfällt, einfach ganz klein anfangen. Und im Zweifel beim Hausarzt nachfragen, welche Belastung für Ihr Herz sinnvoll und gesund ist.
- **Wenn das alles nicht reicht, gibt es Medikamente**. Gut wirksam, gut verträglich. Aber die Basis bleibt Ihr Lebensstil.

Es sind die vielen kleinen Schritte! Und schon machen Sie zwei Systeme auf einmal gesünder: Was Ihrem Herzen guttut, tut auch Ihrem Gehirn wohl.

Das richtige Essen für fitte Hirnzellen

Was das Essen angeht – da möchte ich Sie erst einmal beruhigen: Man kann sich auch verrücktdenken beim Thema Ernährung. Klar: Frisch einkaufen und kochen, nicht zu viel, nicht zu fett essen, und trinken nicht vergessen, das sagen wir Ärzte seit Jahrzehnten. Das Prinzip ist ganz einfach:

- Olivenöl (statt billiges Bratfett)
- frisches Obst und Gemüse in immer mindestens drei Farben (statt Chips mit Tütensuppe)
- Wasser (statt Limo)
- genug Proteine aus Pflanzen (Erdnüsse, Kichererbsen, Linsen)
- oder Proteine aus tierischen Quellen (Eier, Käse, ab und zu Fleisch oder Fisch)

So ist schon viel gewonnen. Am Ende gilt: Lieber eine gute Mahlzeit, wenn Sie Hunger haben, als immer wieder eine neue Diät mit wieder anderen, strengstens verbotenen Speisen oder strengstens verbotenen Essenszeiten (und dann steht man doch um Mitternacht mit dem Nutellaglas in der Vorratskammer). Lieber mit Appetit und Genuss essen als mit schlechtem Gewissen und Angst. Und am besten mit anderen am Tisch sitzen. Lachen, reden, schmecken – auch das ist präventive Medizin. Trotzdem kann es sinnvoll sein, sich auch mit den Details zu befassen.

Das Gehirn liebt Lebensbausteine

Unser Gehirn ist ein Hochleistungsorgan, das sich über Jahrmillionen auf dieser Erde ganz langsam entwickelt hat. Und weil nichts anderes auf dieser Erde vorhanden war als Atome, Moleküle und die Sonne, braucht es heute eben genau das: die Sonne, damit sich das Gehirn mit all seinen Wach- und Schlafhormonen auf einen gesunden Biorhythmus einschwingen kann. Und insgesamt 42 verschiedene Lebensbausteine. Genauer: Vitamine, Mineralstoffe, Fettsäuren und Aminosäuren. Diese sorgen dafür, dass die Energieversorgung im Gehirn rundläuft, dass Signale über Nervenleitungen übertragen werden, dass Zellen sich gegen Angriffe verteidigen, dass sie sich teilen und verjüngen können und dass sie Zellen, die nicht mehr funktionieren, in ihre Bestandteile zerlegen und recyceln. Fehlt in diesem Wechselspiel zwischen Organismus und Welt etwas – zum Beispiel Licht, weil ein Mensch nicht aus seinem Zimmer gehen mag; oder Vitamin B_{12} und Eisen, weil ein Mensch nur noch Nudeln ohne Soße essen mag –, dann gerät das hochkomplexe Zusammenspiel in unserem Gehirn aus dem Takt. Es folgen Schlafstörungen, Konzentrationsstörungen, Stimmungsschwankungen bis hin zu Depression und im schlimmsten Fall Demenz. Es kann aber auch umgekehrt sein: Ein Mensch wird dement, er weigert sich, das Zimmer zu verlassen, und will nur noch Nudeln essen. Auch sein Gehirn wird dann durch die demenziellen Veränderungen angegriffen und kommt zusätzlich noch durch Mangelversorgung unter die Räder.

- **B-Vitamine (vor allem B_1, B_6, B_9 = Folsäure und B_{12}):** Diese Vitamine sind unentbehrlich für die Energiegewinnung im Gehirn, die Bildung von Botenstoffen wie den »Glückshormonen« Serotonin, Dopamin und GABA sowie für den Abbau des nervenschädlichen Stoffwechselprodukts Homocystein. Ein Mangel – insbesondere an Vitamin B_{12} – kann zu Gedächtnisproblemen, Reizbarkeit, depressiver Verstimmung und langfristig sogar zu einer Schrumpfung des Gehirns führen. Besonders viel dieser Vitamine steckt in Lebensmitteln wie Eiern, Fisch, Fleisch (vor allem in Leber), grünem Blattgemüse, Hülsenfrüchten, Vollkornprodukten und fermentierten Lebensmitteln (zum Beispiel Sauerkraut).
- **Omega-3-Fettsäuren – besonders DHA (Docosahexaensäure):** Diese mehrfach ungesättigten Fettsäuren sind wichtige Bausteine der Zellmembranen im Gehirn. Sie sorgen dafür, dass Nervenzellen geschmeidig sind, helfen beim Kampf gegen Entzündungen und dabei, das Gedächtnis fit zu halten. Besonders wirksam ist DHA in Kombination mit ausreichend Vitamin B_{12}. Viel DHA steckt in Lebensmitteln wie fettem Seefisch (zum Beispiel Lachs, Makrele, Hering, Sardinen), Algenölen und – in geringeren Mengen – auch in Walnüssen und Leinsamen.
- **Mineralstoffe wie Eisen, Zink und Magnesium**: Ohne diese Mikronährstoffe läuft im Gehirn gar nichts. Eisen wird für die Sauerstoffversorgung und Energieproduktion in den Nervenzellen benötigt, Zink spielt eine Schlüsselrolle bei der Signalübertragung zwischen den Nervenzellen, Magnesium ist wichtig für die Reizweiterleitung und die gesunde Regulation der Alarmreaktion von Körper und Gehirn bei Gefahr, Schmerz und Angst (die sogenannte »Stressantwort«). Ein Mangel – gerade bei Kindern, Jugendlichen oder älteren Menschen – kann zu Konzentrationsproblemen, Nervosität oder Stimmungsschwankungen führen. Besonders viel dieser Mineralstoffe steckt in Lebensmitteln wie rotem Fleisch (Eisen und Zink), Nüssen, Samen, Hülsenfrüchten, Haferflocken, Vollkornprodukten, Kakao und grünem Gemüse (Magnesium).

- **Aminosäuren – die Bausteine der Proteine**: Aminosäuren sind Grundbausteine des Körpers – und im Gehirn die Rohstoffe für viele Botenstoffe. Zum Beispiel wird Tryptophan zur Bildung unseres »Glückshormons« Serotonin gebraucht, das unsere Stimmung, unser Schmerzempfinden und unseren Schlaf reguliert. Auch unsere »Antriebs- und Stresshormone«, Dopamin und Noradrenalin, entstehen aus bestimmten Aminosäuren. Ein Mangel an diesen Aminosäuren – etwa durch extreme Diäten – kann das Gedächtnis und die Lernfähigkeit, aber auch die psychische Stabilität und bei Kindern das gesunde Wachstum und die kognitive Entwicklung massiv beeinträchtigen. Besonders viele Aminosäuren stecken in Lebensmitteln wie Eiern, Fisch, Fleisch und Milchprodukten. Wichtig für Vegetarier und Veganer: Auch Hülsenfrüchte, Nüsse und Getreide liefern Aminosäuren, aber nicht die gesamte Palette. Getreide enthält wenig Lysin, Hülsenfrüchte enthalten wenig Methionin, auch an Tryptophan kann es im Aminosäureprofil fehlen. Diese Aminosäuren sollten also gezielt über die Kombination der Lebensmittel abgesichert oder bei Mangelerscheinungen ergänzt werden.

Gesundes Essen ist ein kluger Weg, sein Denkorgan in Form zu halten – ein Leben lang. Fehlt es an Vitaminen, Mineralien, Omega-3-Fettsäuren oder Aminosäuren, kann das Hirn (selbst bei einem eigentlich hohen »IQ«) nicht für die Klarheit, Konzentration und nicht für das Gedächtnis sorgen, für das es eigentlich gemacht ist.

Heißt das jetzt, Sie sollten unbedingt Nahrungsergänzungsmittel einnehmen? Moment. Nicht so schnell. Wenn Sie keinen nachgewiesenen Mangel haben – bei Vitamin D, B_{12} oder Folsäure zum Beispiel –, brauchen Sie keine Ergänzungsmittel. Wenn Sie aber einen Mangel haben, dann doch.

Polyphenole: Schokolade und Beeren

In den letzten Jahren hat sich in der Forschung etwas zusammengebraut, das ich sehr spannend finde.[48] Es geht um Farbstoffe. Genauer: um bestimmte Inhaltsstoffe, die Obst, vor allem Beeren, Gemüse, Tee und sogar Kakao ihre kräftigen Farben geben: *Flavonoide*. Weniger kompliziert wäre »sekundäre Pflanzenstoffe« – aber die Worte sind nicht so wichtig, es geht hier um die Wirkung dieser Stoffe: Die tun dem Körper gut. Und dem Kopf erst recht.

Eine große Langzeitstudie aus den USA mit 77 000 Teilnehmern und einer Dauer von 20 Jahren hat schon vor ein paar Jahren gezeigt:[49] Wer sich über viele Jahre regelmäßig flavonoidreiche Lebensmittel gönnt, also Beeren, Äpfel, Trauben, auch mal eine Tasse Tee oder ein Stück dunkle Schokolade, hat ein deutlich geringeres Risiko, im Alter geistig abzubauen. Konkret: 20 Prozent weniger Demenzrisiko.[50] Das ist enorm viel. Aber es bleibt ein Problem: Stimmt es denn, was Teilnehmende den Forschern am Telefon erzählen? Oder leben diejenigen, die meinen, viele Beeren zu essen, insgesamt klüger? Bewegen sie sich mehr, schlafen besser, trinken weniger Alkohol? Dann könnte man eigentlich nicht unterscheiden, ob das geringere Demenzrisiko an den Beeren hängt oder am klugen Lebensstil. Stimmt.

Deswegen ist eine New Yorker Studie aus dem Jahr 2023 interessant.[51] Anders als die üblichen Telefonbefragungen nahm das Forschungsteam nämlich Urinproben und ließ die Teilnehmer Gehirnfitness-Tests absolvieren. Beides zeigt dann schon sicherer, ob jemand nur gerne von Beeren und Tee erzählt – oder die sekundären Pflanzenstoffe wirklich täglich genießt. Jedenfalls wurden 3600 ältere Menschen, alle um die 70, drei Jahre lang begleitet. Eine Hälfte bekam täglich eine Kapsel mit 500 Milligramm Flavanolen aus Kakao, die andere bekam ein Placebo – also ein Scheinpräparat ohne Wirkstoff.

Ergebnis: Wer sich vorher schon gut ernährt hatte, profitierte nicht zusätzlich von der Kapsel. Aber die anderen – die mit der eher flavonoidarmen Kost – hatten messbare Vorteile. Bei ihnen wurde der geistige Abbau verlangsamt, teils sogar umgekehrt! Man könnte sagen: Die Kapsel hat ihnen ein bisschen auf die Sprünge geholfen.

Jetzt kommt der Teil, den ich nicht verschweigen will: Die Studie wurde von einem großen Schokoladenhersteller mitfinanziert (Mars). Warum nur die Wirkung von Kakao untersucht wurde, aber nicht die Wirkung von Beeren und Tee, lässt sich wohl so erklären: Ob's also unbedingt Kakaokapseln sein müssen – da wäre ich vorsichtig. Es geht hier ums Prinzip, nicht ums Produkt.

Und das Prinzip ist simpel: Flavonoide fördern die Durchblutung, gerade in Hirnregionen, die für das Gedächtnis wichtig sind: im Hippocampus zum Beispiel – der kommt bei Demenz oft als Erstes unter Druck. Wenn der besser versorgt ist, bleibt man länger klar im Kopf. Und nebenbei profitieren auch das Herz und die Gefäße. Also, was lernen wir daraus? Bei Beeren, Tee und Schokolade nach Möglichkeit nicht sparen! 400 bis 600 Milligramm Flavanole pro Tag dürfen es gerne sein. Sie stecken zum Beispiel hier drin:

- **2 Tassen grüner oder schwarzer Tee** (je nach Sorte pro Tasse bis zu ungefähr 150 Milligramm Flavanole)
- **Dunkle Schokolade (ab 70 Prozent Kakao)** liefert je nach Marke bis zu 30 Milligramm pro 50 Gramm.
- **Apfel:** bis zu 30 Milligramm je nach Sorte und Größe, nach Möglichkeit mit Schale essen.
- **Beeren**, besonders Heidelbeeren, Brombeeren und Himbeeren – bis zu 50 Milligramm stecken in einer Portion.

Die Bilanz lässt sich mit Kernobst (zum Beispiel Kirschen), mit Trauben (vor allem roten) und Kakao zum Trinken weiter aufbessern. Und falls Sie fragen: *Wann sollte ich anfangen?* Na, jetzt gleich! Nehmen Sie sich einen Apfel, kochen Sie sich einen Tee oder schreiben Sie diese guten Dinge zumindest auf Ihre Einkaufsliste.

Frisch, bunt, würzig: Wie Rosmarin, Ginkgo und Co. das Gehirn schützen

Jung alt werden – das heißt für mich nicht, faltenfrei zu sein. Auch nicht, mit 120 noch auszusehen wie ein 17-Jähriger oder mit 87 so sportlich zu sein wie ein Marathonläufer. Jung alt werden – das heißt: Freude empfinden. Zufrieden sein. Glücklich sein. Lachen können – auch über sich selbst. Darum geht es doch.

In Italien, Portugal, Spanien, Südamerika, Griechenland – überall dort, wo ich auf meiner Suche nach einer »Weltmedizin« unterwegs war – habe ich einen anderen, entspannteren Umgang mit dem Alter erlebt. Vor allem auf dem Land: Ältere Männer und Frauen sitzen mittags, nachmittags, abends zusammen. Beim Kartenspiel. Auf Stühlen mitten im Dorf. Zwischen Tomaten und Oliven im Marktstand, während die Jüngeren arbeiten. Sie schauen. Schweigen. Lachen. Oder sagen nichts. Sie sind da. Und sie dürfen das. Niemand drängt sie, niemand will sie woanders haben. Und dann kommt jemand vorbei – mal ein Kind, mal ein Nachbar, mal jemand aus der Familie. Bringt ein Lächeln. Ein Stück Brot. Ein Wort. Und da sitzt er, der Alte, der Klapprige, der Demente, der vielleicht auch Verzweifelte – und er ist: Mensch. Teil des Ganzen.

Solche Szenen haben mich ruhig gemacht. So will ich alt werden. Inmitten der Menschen, mit denen ich mich wohlfühle. Den Lieben, der Familie, Kindern, Enkelkindern, Freunden. Mit Geschichten, die uns verbinden. Mit dem Lachen, das bleibt.

Ich denke dann manchmal zurück – an mein erstes Studienjahr. Ich lebte nicht in Kiel, sondern bewusst auf dem Land, in einer kleinen Wohngemeinschaft. Nebenan: eine Bauernfamilie. Wir kamen ins Gespräch. Sie mochten unseren Garten. Wir pflanzten Obst, Gemüse und Kräuter. Wir kochten ein. Ich machte Marmelade. Die Petersilie wuchs gut. Die Zitronenmelisse sowieso. Oregano: problemlos. Basilikum hatte es schwer, Dill auch. Rosmarin bekam zu wenig Sonne. In meinem kleinen Garten, in den 1980er-Jahren, begann ich, mit Kräutern zu experimentieren.

Die Bäuerin mochte das. Eine einfache Frau – und weise. Sie betreute neben ihrer Hofarbeit ihren alten Vater. Er saß auf einem Stuhl an der Wand, mit Blick auf den Hof. Die Hühner liefen vorbei. Manchmal nickte er ein. »Wahrscheinlich wird er eines Tages auf diesem Stuhl sterben«, sagte sie. »Warum auch nicht? Warum ihn herausreißen aus diesem Versunkensein, in dem er doch lächelt? In dem er ein bisschen selig ist?« Diese Seligkeit, meinte sie, strahle auf alle anderen ab.

Ich habe diese kluge, warmherzige Frau in mein Herz geschlossen. Und nie vergessen. Natürlich habe ich abgeschaut, was in ihrem Kräutergarten wuchs. Um es gleich zu sagen: Vieles, was heute in der Demenzprävention eine Rolle spielt, gedeiht im Kieler Klima nicht. Aber manches eben doch.

- **Rosmarin** schmeckt nach Mittelmeer, Sonne, Urlaub. Was die wenigsten wissen: Im Rosmarin steckt auch eine kleine Apotheke: Rosmarinsäure. Sie hemmt Entzündungen und außerdem das Enzym, das den Gedächtnis-Botenstoff Acetylcholin abbaut. Genau dieses Enzym ist bei Alzheimer überaktiv. Hier greift Rosmarinsäure ein, bremst den Abbau und hilft so, Konzentration und Merkfähigkeit länger zu erhalten.
- **Zitronenmelisse** bindet direkt an muskarinische und nikotinische Rezeptoren im Gehirn – also dort, wo Denkprozesse reguliert werden. Je nach Extraktionsmethode und Pflanzensorte wirkt Melisse unterschiedlich stark. In klinischen Studien einer britischen Forschergruppe konnte sie Unruhe lindern und bei bestimmten Extrakten sogar das Gedächtnis verbessern. Selbst als Duftöl in der Aromatherapie konnte Melisse bei Menschen mit Demenz Unruhe verringern und den geistigen Abbau bremsen.[52]

- **Salbei** ist der Klassiker aus dem europäischen Kräutergarten, der bei Halsschmerzen zum Einsatz kommt. Die britischen Forscher fanden auch bei diesem Kraut eine gehirnfreundliche Wirkung: Salbei bremst die Enzyme, die bei Alzheimer den Botenstoff Acetylcholin abbauen, und zwar gleich zwei davon: Acetylcholinesterase und Butyrylcholinesterase. Beide spielen beim Gedächtnis eine Rolle. Salbei wirkt außerdem entzündungshemmend und hat sogar eine gewisse hormonelle Wirkung – östrogenähnlich, was fürs alternde Gehirn gar nicht so schlecht ist.[53]
- **Ginkgo biloba** ist ein Klassiker in der Demenzforschung – mit gut belegter Wirkung. Ginkgo ist der Baum mit den fächerförmigen Blättern, den man aus Tempelgärten in Japan kennt und auch hierzulande manchmal im Park findet. Die Blätter enthalten eine Mischung aus Wirkstoffen, die entzündungshemmend, antioxidativ und nervenzellschützend wirken können. Darunter sind Terpenoide (wie Ginkgolide A, B und C), verschiedene Flavonoide (wie Quercetin und Kaempferol) und organische Säuren. Eine große, aktuelle Übersichtsstudie aus Brasilien hat nun untersucht, ob Ginkgo wirklich hilft oder ob das eher doch ein Mythos ist. Ergebnis: In elf dieser Studien konnte Ginkgo-Extrakt tatsächlich die geistige Leistungsfähigkeit, das Verhalten und die Selbstständigkeit im Alltag messbar verbessern. In vier Studien nicht. Ginkgo scheint vielen, aber nicht allen zu helfen. Und das ist auch nachvollziehbar – schließlich ist Demenz bei jedem ein wenig anders. Wichtig: Ginkgo kann mit Nebenwirkungen wie Übelkeit kommen, und, noch wichtiger, es hemmt die Blutgerinnung. Wer blutverdünnende Medikamente nimmt oder operiert werden soll, sollte vorher mit dem Arzt sprechen.[54]
- Schauen wir in die Kräutergärten außerhalb von Europa: **Kurkuma, Ingwer, Safran und Zimt** enthalten entzündungshemmende und antioxidative Wirkstoffe, die die Bildung von Beta-Amyloid und Tau-Proteinen hemmen können (die wir in unserem Gehirn grundsätzlich nicht haben wollen, auch wenn hin und wieder in einer Fallstudie jemand auftaucht, der trotz dieser Plaques normal denken kann). Eine aktuelle Übersichtsstudie nennt insbesondere Safran, Rosmarin und Kurkuma als vielversprechende neuroprotektive Kandidaten – bei gleichzeitig guter Verträglichkeit und potenzieller Ergänzung zu schulmedizinischen Therapien.[55]

Viele Gewürze aus aller Welt tun dem Gehirn gut – ob zur Vorbeugung von Demenz oder einfach so. Ingwer und Kurkuma lassen sich übrigens problemlos auf der Fensterbank ziehen, falls man Lust auf ein kleines Experiment hat. (Beide gibt es aber auch in guter Qualität im Supermarkt.) Safran ist sogar winterhart, dafür aber eine harte Geduldsprobe beim Ernten. Zimt wächst hierzulande höchstens im Gewächshaus – mit viel Liebe und noch mehr Geduld. Der Griff ins Gewürzregal ist also die praktischere Lösung. Entscheidend ist ja auch weniger, woher Ihre Kräuter kommen, sondern dass Sie Freude daran haben. Und genießen, was sie Ihnen schenken.

Raus aus der Blutzucker-Achterbahn

Vor einigen Wochen habe ich einer demenziell erkrankten Frau eine Mischung aus Galaktose, Tagatose und Vitamin-B-Komplex empfohlen. Ihre Familie berichtete schon nach kurzer Zeit, sie sei viel wacher, ansprechbarer, zugewandter. Es war ein Versuch – ohne bekannte Nebenwirkungen, aber mit einem überraschenden Effekt. Warum es wirkte? Studien dazu gibt es keine, aber ein paar plausible Gedanken.

Bei Alzheimer ist der Zuckerstoffwechsel im Gehirn häufig gestört. Die Nervenzellen reagieren nicht mehr richtig auf Insulin und nehmen Glukose schlechter auf.

- **Galaktose** jedoch braucht kein Insulin, um ins Gehirn zu gelangen. Sie kann also als alternativer Treibstoff für geschwächte Nervenzellen dienen.
- **Tagatose** ist ein seltener Zucker, der ebenfalls den Blutzucker kaum aus dem Takt bringt. Noch gibt es keine Studien zum Zusammenhang zwischen Tagatose und Demenz. Aber ich finde die Idee spannend: ein Zucker, der uns nicht auf die Blutzuckerachterbahn schickt? Der dem Gehirn nicht schadet, jedenfalls nicht so sehr? Die Idee ist charmant, weil viele Demenzkranke

ohnehin nur noch Süßes essen möchten (sie schmecken leider kaum mehr etwas anderes). Warum dann nicht etwas, das gut schmeckt und dem Hirn aber nicht so schadet wie normaler Haushaltszucker?

Es heißt immer: Das Gehirn braucht Zucker. Zucker ist tatsächlich eine Energiequelle für unser Gehirn. Doch erstens kann das Gehirn seine Energie auch aus anderen Quellen ziehen (komplexe Kohlenhydrate aus Gemüse und Körnern, Fettsäuren, Proteine). Und zweitens ist zu viel Zucker für das Gehirn toxisch. Gift! Hohe Blutzuckerwerte fördern Entzündungen, beschädigen feine Blutgefäße und setzen die Nervenzellen unter oxidativen Stress. Gleichzeitig verliert das Gehirn seine Fähigkeit, überhaupt auf Insulin zu reagieren. Dadurch geraten wichtige Zellfunktionen aus dem Takt. Es kommt zu einer Art Energiekrise.

Doch auch Unterzuckerung schadet. Wenn das Gehirn zu wenig Treibstoff bekommt, drohen Mikroinfarkte und dauerhafte Schäden – deshalb meine Idee mit der Galaktose und der Tagatose.

Und noch etwas: Wer schlecht eingestellten Diabetes hat, also immer wieder sehr starke Schwankungen zwischen Hoch- und Unterzucker, der erhöht sein Risiko, an Demenz zu erkranken. Menschen mit Diabetes erkranken sowieso schon deutlich häufiger an Demenz. Zwar finden sich in ihren Gehirnen nicht unbedingt mehr alzheimertypische Veränderungen wie Amyloid oder Tau.[56] **Vielmehr ist es die Blutzuckerachterbahn, die das Hirn aus der Bahn wirft.**

Das bestätigt eine große Studie der Johns-Hopkins-Universität. Über 13 000 Menschen wurden über 21 Jahre begleitet. Ergebnis: Besonders gefährdet waren Diabetiker mit häufigen Glukose-Peaks – also schnellen Anstiegen des Blutzuckers. Selbst bei gutem HbA1c-Wert zeigte sich: Wer diese Peaks hatte, verlor über die Jahre messbar mehr geistige Leistungsfähigkeit.

Spannend: Bei Menschen ohne Diabetes bestand dieser Zusammenhang nicht.

Wenn Sie aber Diabetes haben, achten Sie nicht nur auf den Langzeitwert – sondern auch auf die Ausschläge im Alltag. Dann kommt es zu weniger Schäden an Herz, Nieren und Augen – und auch am Gehirn.[57]

Jetzt könnten wir alle in die Vorratskammer marschieren, den Haushaltszucker gegen Galaktose und Tagatose austauschen und jeden Tag Nachspeise kochen. Nein, bitte, so war das nicht gemeint.

Auch wenn Tagatose und Galaktose den Blutzucker kaum ansteigen lassen, heißt das leider nicht, dass man sie unbegrenzt löffeln kann.

- **Galaktose** wird in der Leber zunächst in Glukose umgewandelt – und wenn davon mehr vorhanden ist, als gerade gebraucht wird, baut die Leber daraus Fett. Dieses Fett kann sich in der Leber selbst einlagern (Stichwort: Fettleber) oder als Depotfett im Körper gespeichert werden. Das heißt: Auch Galaktose kann – indirekt – dick machen.
- **Tagatose** wird nur zu einem kleinen Teil im Dünndarm aufgenommen, der Rest kommt unverdaut im Dickdarm an. Da kann es durch bakterielle Gärung zu Blähungen, Bauchgrummeln oder Durchfall kommen. Und auch wenn Tagatose im Vergleich zu Haushaltszucker kalorienärmer ist, liefert sie immer noch gut 1,5 Kilokalorien pro Gramm. Galaktose bringt es sogar auf vier Gramm – genauso wie normaler Haushaltszucker.

Beide Zuckerarten sind also nicht »gesünder«. Zucker ist nie gesund. Aber – das ist mein Gedanke – sie könnten im veränderten Stoffwechsel eines dementen Gehirns besser ankommen als Haushaltszucker. Doch auch hier gilt: Die Dosis macht's.

Cholesterin – dieses kleine, fettähnliche Molekül – ist Mitverursacher von Herzinfarkt, Schlaganfall und Gefäßverkalkung und hat heute einen entsprechend schlechten Ruf. Low-Density Lipoprotein, kurz LDL, wird sogar oft »böse« genannt. (LDL ist das Lipoprotein mit niedriger Dichte, das aus viel Fett und wenig Eiweiß besteht. Dann gibt es noch das »gute« HDL, das High-Density Lipoprotein mit mehr Eiweißanteil und einer dichteren Struktur.) Doch wie so oft im Körper und noch mehr im Gehirn ist die Geschichte ein bisschen komplizierter.

Erste Überraschung: Das Gehirn liebt Cholesterin. Es besteht sogar zu einem beachtlichen Teil daraus. Etwa 20 bis 25 Prozent des gesamten Cholesterins im Körper stecken im Gehirn. Cholesterin ist in jeder Zellmembran verbaut und spielt eine wichtige Rolle bei der Signalübertragung an den Synapsen. Der Körper braucht es außerdem, um Hormone wie Testosteron, Östrogen oder Cortisol zu produzieren. Ohne Cholesterin geht's also nicht.

Trotzdem ist die Beobachtung richtig: Ein erhöhter LDL-Wert im mittleren Lebensalter – also zwischen etwa 40 und 60 – kann das Risiko für eine spätere Demenz erhöhen. Als Grund galt lange, dass LDL in den feinen Blutgefäßen Entzündungen und Ablagerungen fördern kann, auch im Gehirn.

Doch ähnlich wie beim Thema Blutzucker gilt auch hier: Es ist nicht allein der absolute Wert, es ist die Achterbahn der Werte, die das Gehirn stresst. Das bestätigt eine große Studie aus Australien und den USA mit fast 10 000 älteren Menschen über 65 Jahren: Schwankte das Gesamtcholesterin und das LDL-Cholesterin in den ersten drei Jahren der Beobachtung stark, dann stieg das Risiko, an Demenz oder kognitiven Störungen zu erkranken, deutlich. Konkret: Menschen mit den stärksten Schwankungen hatten ein um bis zu 60 Prozent erhöhtes Demenzrisiko im Vergleich zu denen mit stabilen Werten. Auch das Risiko für leichtere, aber spürbare Gedächtnisstörungen war erhöht – ebenso wie der Abbau von Gedächtnis, Denkgeschwindigkeit und Sprachfähigkeit.[58]

Das Gehirn braucht Cholesterin – vor allem im hohen Alter

Ab etwa 70 wird das Bild plötzlich komplexer: In vielen Studien konnte kein Zusammenhang mehr zwischen LDL und Demenz gefunden werden – manche zeigten sogar einen umgekehrten Effekt. Zum Beispiel eine chinesische Studie mit über 1200 Teilnehmenden im Alter von über 80 Jahren, darunter auch viele über 100. Wer niedrigere Cholesterinwerte hatte, zeigte sogar häufiger kognitive Einschränkungen. Auch nachdem Alter, Gesundheitszustand und andere Einflussfaktoren berücksichtigt worden waren, blieb der Zusammenhang bestehen.

Ist Cholesterin also im hohen Alter vielleicht nicht nur »nicht gefährlich«, sondern sogar schützend für das Gehirn? Vieles deutet in diese Richtung. Deshalb sage ich: Aggressive Cholesterinsenkung bei alten Menschen sollte überdacht werden – vor allem, wenn keine Herzkrankheit vorliegt.[59] Zumal Statine mit erheblichen Nebenwirkungen kommen. Was viele nicht wissen: Der Cholesterinspiegel lässt sich auch ohne Medikamente in Richtung »gesund« regulieren:

So lässt sich Cholesterin ohne Medikamente senken

- **Zucker runter.** Limo, Süßigkeiten und Kuchen können den Cholesterinspiegel hochtreiben. Der Grund: Die Leber wandelt überschüssigen Zucker in Fett um. Dabei entstehen Blutfette wie Triglyzeride und LDL-Cholesterin. Wer den Zuckerkonsum reduziert, entlastet die Leber – und oft sinkt der LDL-Wert ganz von allein.
- **Lieber Öl als Pillen:** Nüsse, Avocados, Olivenöl und fetter Fisch (Lachs, Makrele, Hering) enthalten gesunde Fette, die helfen, LDL zu senken und gleichzeitig die guten HDL-Werte zu stärken – ohne Nebenwirkungen.

- **Spaziergang statt Sofa:** Regelmäßige körperliche Aktivität senkt LDL und erhöht HDL, verbessert die Insulinempfindlichkeit und schützt nebenbei auch noch das Gedächtnis.
- **Ruhig Blut!** Stress und Schlafmangel beeinflussen Entzündungen, Blutdruck, Appetit – und damit indirekt auch den Cholesterinhaushalt. Ein gutes Buch, ein gutes Gespräch, ein guter Tee – dazu braucht es weder Arzt noch Apotheker.
- **Bitte keine Currywurst-Diät:** Ein moderat erhöhter LDL-Spiegel im Alter ist kein Weltuntergang – aber dauerhaft hohe Werte in der Lebensmitte? Lieber nicht. Gesättigte Fette (aus Wurst und Co.) also bitte in Maßen.

Was das Gehirn stört, sich selbst aufzuräumen – und wie es besser geht

Neulich kam ein älterer Herr in meine Praxis. Um die siebzig, nicht unsportlich, gut gelaunt, aber mit einem Nachdenklichkeitsfaltenwurf über den dichten Augenbrauen.

»Herr Professor«, sagte er, »ich bin jetzt seit sieben Jahren in Rente. Alles läuft – Enkel, Garten, Reisen. Nur neulich stand ich mit dem Auto vor dem Supermarkt und wusste nicht, wo lang es nach Hause geht.«

Wir redeten eine Weile. Irgendwann fragte ich: »Was essen Sie denn so?«

Er grinste. »Wat vom Grill mit alles!«

Zugegeben: Ich mag das auch. Currywurst und Pommes – lecker, gemütlich, einfach schön. Kenn ich. Aber: Die *Western Diet*, also die von Springfield/Missouri über Edinburgh bis Bottrop verbreitete Vorliebe für XL-Limo, Fertigsoßen-Fleisch und Pommes (groß), macht zwar kurzzeitig satt, langfristig aber sammelt sich Müll. Zuerst über dem Hosenknopf, dann im Kopf.

Im Gehirn gibt es nämlich ein Reinigungssystem – eine nächtliche Müllabfuhr. Die räumt auf, was sich tagsüber ansammelt:

unter anderem Eiweißreste, die bei Alzheimer eine Rolle spielen. Wenn man dem Körper aber täglich billiges Fett und zu viel Zucker vorsetzt, kommt der Müllwagen seltener und lässt auch manche Tonne stehen.

Ein zentraler Faktor bei all dem sind Entzündungen. Nicht die Entzündungen, die mit Fieber daherkommen oder auf die man ein Pflaster kleben muss, sondern die stillen Entzündungen überall im Körper, die wir gar nicht bemerken. Sie sitzen im Bauchfett und eben auch im Kopf. Sie lassen uns schneller altern, machen müde, immer dicker und unbeweglicher, bis man die Freunde nicht mehr besuchen kann, die im vierten Stock ohne Aufzug wohnen.

Nun wird gern gefragt: »Gibt es denn auch Lebensmittel, die das Gegenteil tun? Die gegen Entzündung helfen?« Ja, die gibt es: alles, was reich ist an Omega-3-Fettsäuren. Buntes Gemüse, Beeren, schwarzer oder grüner Tee, die allermeisten Gewürze. All das enthält Antioxidantien, die den Schutz- und Putztrupps helfen, die unsere Zellen verteidigen und die Entzündungsherde eindämmen.

Am Ende ist es wie so oft in der Medizin: Die Dosis macht das Gift. Wer sich fünf Tage in der Woche gesund ernährt, kann am Wochenende auch mal zum Grill. Ich habe dem Herrn aus meiner Praxis dann auch nicht seine Currywurst verboten. »Gehen Sie mal zum Inder. Bestellen Sie ein echtes Curry.« Wie gesagt: Ingwer, Kurkuma, Safran, Zimt – alles prima fürs Hirn.

Bildung macht den Unterschied? So logisch, wie es klingt, ist es nicht

Immer wieder zeigen Untersuchungen, dass es Menschen gibt, deren Gehirn ganz schlimm nach Alzheimer aussieht – überall Plaques –, die aber trotzdem ganz klar sind.[60] Warum das so ist? Es gibt Forschungsteams, die auf die sogenannte »kognitive Reserve« tippen, andere suchen nach Besonderheiten in den Synapsen.[61]

Kognitive Reserve: Schützt Bildung vor Demenz?

Dass mehr Bildung im Gehirn so etwas wie eine schützende Knautschzone sein könnte, die vor Demenz schützt, ist eine Idee des Neuropsychologen Yaakov Stern von der Columbia University in New York. In den 1990er-Jahren war ihm aufgefallen, dass Menschen mit mehr Bildung und anspruchsvollen Jobs seltener dement werden.[62] Das von ihm als »kognitive Reserve« benannte Phänomen ist so etwas wie die qualitative Gegenthese zum Konzept der »Gehirnreserve« seines Kollegen Robert Katzman von der University of California in San Diego. Der hatte vermutet, dass Menschen mit mehr Gehirnquantität besser vor Demenz geschützt seien.[63] Sprich: Männer.

Was ist dran an diesen Thesen? Dass Männer im Schnitt größere Köpfe und damit auch größere Gehirne haben als Frauen, ist bekannt. Dass Frauen aber im Schnitt einige Jahre länger leben und dass mit dem Alter das Demenzrisiko steigt, ist genauso bekannt. Aber wie wichtig ist die pure Gehirnmasse überhaupt? Zumal im Jahr 2007 in Frankreich ein Mann aufgetaucht ist, der durch eine Krankheit nur noch 10 Prozent (!) seines Gehirns hatte, aber ein normales Leben führte?[64] Nur durch einen Zufall war bei einer Untersuchung herausgekommen, mit welchem ungewöhnlichen Denkorgan er durchs Leben ging.

Die Idee mit der »kognitiven Reserve« klingt bestechend. Zwar kann man diese Reserve mit keinem bildgebenden Verfahren sichtbar machen. Aber Studien wie die große Metaanalyse von Meng und D'Arcy mit über 437 000 Teilnehmenden zeigen: Menschen mit niedriger Bildung haben ein bis zu 2,6-fach erhöhtes Risiko, an Demenz zu erkranken.[65] Nur: Ist das wirklich so klar? Dass Bildung vor Demenz schützt? Ich frage mich:

Hängt der bessere Schutz vor Demenz wirklich an der Bildung? Oder an anderen Faktoren, die das Leben von »Gebildeten« von dem unterscheidet, das andere Menschen führen (müssen)?

Stress, Arbeitsbelastung, Ernährung, Möglichkeit für Sport, Kultur, Erholung, ein Leben auf genug Raum und in sauberer Luft – das alles ist für Menschen mit hoher Bildung leichter zugänglich. Und das alles hilft, Demenz zu verhindern oder zu verzögern.

Eine Langzeitstudie aus Chicago mit fast 3000 älteren Erwachsenen bestätigt diesen Gedanken. Mehr Bildung war hier mit einem besseren kognitiven Ausgangsniveau verbunden – hatte aber später keinen Einfluss auf das Tempo des kognitiven Abbaus. Tatsächlich setzte der kognitive Abbau bei Höhergebildeten sogar früher ein! Ein schützender Effekt von Bildung gegenüber dem Fortschreiten der Erkrankung war jedenfalls nicht nachweisbar. Auch auf die typischen Ablagerungen im Gehirn hatte der Bildungsgrad keinen nachweisbaren Einfluss, mit Ausnahme einer etwas geringeren Rate von Gefäßveränderungen (»gross and microscopic cerebral infarcts«).[66] Deshalb lassen wir die Sache mit dem Abitur jetzt mal beiseite und schauen uns etwas an, das uns bei der Prävention besser weiterhilft.

Wenn Dendriten-Dornen sprießen

Wenn Sie sich schon mal gefragt haben, wie unser Gehirn eigentlich lernt, denkt und sich erinnert – dann lohnt sich ein Blick auf ein paar winzig kleine Ausstülpungen an den Nervenzellen. Sie sehen aus wie Dornen (manche auch wie winzige Pilzköpfe) und heißen in der Fachsprache Dornenfortsätze (»spines«). Sie sitzen auf den kleinen Ärmchen unserer Nervenzellen (Dendriten) und bilden dort die Andockstellen für die jeweils nächsten Neuronen (Synapsen). Man kann sich das vorstellen wie eine Telefonzentrale mit Steckerverbindungen von 1950 (»Hallo, hier Schmerzsignal aus dem großen Zeh – dringend, bitte durchstellen an Gehirn!«).

Menschen, die trotz deutlicher Alzheimer-Veränderungen im Gehirn fit bleiben, haben oft besonders viele von diesen dünnen Dornen.[67] Es scheint, als könnte ihr Gehirn mit ihrer Hilfe Verluste besser ausgleichen, und dabei scheint auch ein Protein namens Neuritin (NRN1) eine Rolle zu spielen. Es wird direkt in den Nervenzellen gebaut, es fördert das Wachstum dieser Dornenfortsätze und scheint damit unsere kognitiven Reserven zu stärken.

So weit, so vielversprechend. Doch jede Magie hat ihren Preis. Es gibt Hinweise, dass Neuritin auch an der Entstehung von Tumoren beteiligt sein könnte, etwa bei bestimmten Hirntumoren oder Melanomen.[68] Das heißt: Wir können jetzt nicht einfach NRN1 als Nahrungsergänzungsmittel »einwerfen«. Wachstumsprozesse im Körper haben fast immer zwei Seiten. Wo viel aufgebaut wird, kann auch viel entgleisen.

Deshalb plädiere ich auch hier für das Naheliegende: Statt auf das nächste Superprotein zu warten, können wir unser Gehirn so unterstützen, wie es die Menschen in aller Welt immer schon getan haben. Durch geistige Bewegung, durch gute Gespräche, durch Neugier auf das Leben, gemeinsam mit anderen Menschen, mit denen wir Karten spielen und lachen können. Das alles tut dem Kopf vielleicht sogar besser als noch mehr Jahre Ausbildung, noch mehr Sudoku. Vermutlich tut es eben auch den kleinen Dornen gut, die unsere Gedanken durch unser Hirn funken. Und damit wir bei diesen lebensfrohen Runden lange mitmachen können, brauchen wir etwas, das uns oft so selbstverständlich scheint, dass wir viel zu wenig darüber nachdenken: Augen und Ohren. Und zwar Augen und Ohren, die gut genug funktionieren.

Hören und Sehen – die unterschätzten Schlüssel zur geistigen Gesundheit

Irgendwann fängt sogar der Mann im Fernsehen an zu nuscheln. In der Familie, im Freundeskreis nuscheln sowieso alle schon so lange so schlimm, dass man keine Lust mehr hat, überhaupt noch nachzufragen: »Wie bitte?« Wie viele Witze hat man schon verpasst? Auf wie viele Fragen nicht geantwortet, weil man nicht mitbekommen hat, dass man gemeint war? Lästig. Gefährlich auch, wenn man nicht mehr hört, dass ein Auto kommt. Ganz zu schweigen von diesen elektrischen Rollern, die völlig geräuschlos wie aus dem Nichts direkt vor einem auf dem Gehweg auftauchen. Die Welt wird immer anstrengender, nervender, unverständlicher. Irgendwann schaut man zurück und merkt: Ich bin schon lange nicht mehr ausgegangen, habe mich schon lange zurückgezogen …

Das passiert tatsächlich häufiger, als dass jemand in meine Praxis kommt und sagt: »Ich hör' nicht mehr so gut, Herr Professor.« Ja, Schwerhörigkeit ist mit großer Scham besetzt. Aber viele Menschen merken einfach nicht, dass ihr Gehör schwächer wird. Oder wollen es nicht wahrhaben. »Ein Hörgerät? Ich doch nicht!«

Auch das Sehen spielt eine große Rolle. Wer erkennt, was um ihn herum passiert, bewegt sich sicherer, fühlt sich wohler, bleibt wacher im Kopf. Trotzdem tragen viele Menschen auf dem Weg in die Demenz oder, noch häufiger, *in* der Demenz ihre Brillen nicht mehr. Oft, weil sich die Sehstärke verändert hat. Weil das Modell nicht mehr passt. Verloren ist. Oder der demenziell erkrankte Mensch weiß einfach nicht mehr, wozu so ein Nasenfahrrad gut sein soll.

Hören und Sehen helfen uns, gesund zu bleiben. Wenn Gesichter vertraut aussehen und Stimmen verständlich sind, können wir mit Menschen in Kontakt sein. Menschen begegnen.

Schöne Momente teilen. Für mich ist das immer noch das wichtigste Anti-Demenz-Mittel. Deshalb hier ein kleiner Ausflug zum Optiker (Brille ist Mode!), zuerst aber zum Akustiker (auch »Höris« gibt es heute in Pink).

»Höris«: Die heimlichen Anti-Demenz-Helfer

Hörverlust verstärkt soziale Isolation, und Isolation begünstigt depressive Symptome. Depression kann eine Rutschbahn in die Demenz sein. Und Demenz führt dann noch mehr in die Einsamkeit. Ein Teufelskreis, den gute Hörhilfen durchbrechen können. Mit der Betonung auf »gute«. Eine Hörhilfe ist viel schwieriger anzupassen als eine Brille. Oft ist sie gefühlt viel zu laut oder zu leise, sie verzerrt die Stimmen, sie macht aus Musik einen fürchterlichen Krachsalat, sie drückt in den Ohren, und manchmal tun die Töne, die das Gerät produziert, sogar weh im Ohr.

Trotzdem: Wer einmal unter Hörverlust gelitten hat und dann mit seinem ersten Hörgerät erlebt, dass seine Schritte auf dem Gehweg Geräusche machen, dass eine Zeitung raschelt und dass Menschen um einen herum viel mehr sinnvolle Dinge sagen als gedacht, der will seine »Höris« nicht mehr hergeben.

Eine aktuelle deutsche Zwei-Jahres-Beobachtung der Universität Greifswald mit 258 an Demenz erkrankten Menschen zeigte: Der Einsatz von Hörgeräten war mit einer geringeren Zunahme depressiver Symptome verbunden und verbesserte im ersten Jahr signifikant die Lebensqualität – auch wenn sich die Kognition langfristig nicht stark veränderte.[69] In einer Metaanalyse aus Singapur war die Nutzung von Hörhilfen bei Menschen mit Hörverlust sogar mit einem um 19 Prozent geringeren Risiko für langfristigen geistigen Abbau verbunden.[70] Bleibt die Frage:

Wie misst man das Hören bei Menschen mit Demenz?

Gerade bei fortgeschrittener Demenz kann das normale Piepton-Hörtestverfahren an Grenzen stoßen – etwa, wenn Demenzkranke nicht verstehen, wie der Test funktioniert und wie sie dabei mitspielen sollen. Hier können Verhaltensbeobachtungen helfen (leise aus dem Hintergrund fragen: »Frau Meier?«). Es gibt auch offizielle Fragebögen wie das HHIE-S (»Hearing Handicap Inventory for the Elderly«), die nach Einschränkungen im Alltag fragen und auch von Angehörigen beantwortet werden können (»Haben Sie Schwierigkeiten, sich in Gruppen zu unterhalten?«).[71] Heute gibt es auch Möglichkeiten, das Gehör rein technisch zu prüfen, also ohne aktive Mitarbeit: So kann man testen, ob das Innenohr auf Töne reagiert (otoakustische Emission, OAE) oder ob das Trommelfell frei schwingt (Tympanometrie). Falls Sie keinen Termin beim Ohrenarzt bekommen, können Sie auch gleich zum Akustiker gehen und dort nach den entsprechenden Tests fragen. (Um die Krankenkasse einzubinden, gehen Sie anschließend mit den Testergebnissen vom Akustiker zum HNO-Arzt.) Ob nun Sie selbst einen Hörtest machen oder ob Sie eine demenziell erkrankte Person zum Hörtest begleiten: Fakt ist, dass Sie, wenn Sie gut hören, im Gespräch bleiben und länger geistig fit sind.

Durchblick! Warum eine gute Brille gegen Demenz wirkt

Peinlich, wenn man gegen eine Glastür rennt. Ein riesiges Problem für die Gesundheit, wenn ein an Demenz erkrankter Mensch sein Wasser nicht trinkt, weil er das Glas nicht sieht. Unzählige Studien zeigen, dass unkorrigierte Sehschwächen bei Demenz die Symptome verschlimmern, weil sich die betroffenen Menschen noch weniger orientieren können oder sich vor Dingen fürchten, die sie nicht richtig erkennen. Oft besitzen Betroffene sogar Brillen, haben aber vergessen, wo sie sind oder wofür sie gut sind, oder haben sich draufgesetzt und das Malheur nicht verraten.

Dass Brillen tatsächlich helfen, zeigt eine Studie aus Spanien mit fast 1800 Menschen, die in einer Gedächtnisambulanz behandelt wurden. Menschen mit Demenz hatten deutlich schlechtere Sehleistungen als gesunde Kontrollpersonen – nutzten aber seltener ihre Brillen oder erhielten weniger augenärztliche Versorgung. Dabei könnten selbst kleine Sehkorrekturen das Sicherheitsgefühl und die Orientierung stärken.[72]

Eine Metaanalyse mit über 6 Millionen Menschen aus China und Australien zeigte, dass unbehandelte Sehbeeinträchtigungen das Risiko für Demenz um bis zu 47 Prozent erhöhen können. Für leichtere kognitive Beeinträchtigungen lag das Risiko bei 35 Prozent. Menschen in einkommensschwächeren Ländern sind besonders betroffen.[73] Das sollte uns auch hierzulande zu denken geben – zumal vor allem die älteren Frauen überdurchschnittlich oft von Altersarmut betroffen sind. Woher soll dann das Geld für eine teure Brille kommen? Anders gefragt: Warum übernimmt das die Krankenkasse nicht komplett?

Also: Bitte ernst nehmen. Gutes Sehen hilft, sich in der Welt zu orientieren, sich sicherer zu fühlen, und letztendlich wieder dabei, andere Menschen zu treffen und eben nicht zu vereinsamen. Gute Sicht stärkt Selbstständigkeit – und auch das Gehirn. Also bitte einen Ausflug zum Optiker einplanen – die meisten bieten Sehtests an, da muss man nicht auf einen Termin beim Augenarzt warten.

Kreativität als Gehirntraining

Einmal wurde ich nachts wach, weil etwas brummte. Dann ein Poltern. Ich ging barfuß durch den Flur, Richtung Wohnzimmer. Da fand ich Großmama, versunken in eine Art Walzerschritt mit dem Staubsauger.

»Großmama, was machst du da?«

»Walzer. Ich tanze mit Prinz Louis Ferdinand.«

Ich erinnerte mich vage, dass sie sich früher einmal in den Prinzen von Preußen verliebt hatte. Oder? Nun ja, wenn kein Prinz zur Hand ist, dann tut es auch ein Staubsauger. Tanzen ist gesund! Warum nicht auch mal mitten in der Nacht? Wenn man es schafft, die eigene Müdigkeit ein bisschen zu ignorieren, können das die schönsten Momente mit einem demenzkranken Menschen sein. Irgendwo im Internet finden Sie sicher eine Walzer-Hitlist aus den 1950ern. Oder Rock 'n' Roll. Oder was auch immer Sie die Zeit vergessen lässt. Wiegen Sie sich vorsichtig zur Musik. Schauen Sie sich in die Augen. Von Mensch zu Mensch. Alles andere ist in diesem Moment egal …

Eins, zwei, drei! Wie Musik unser Gehirn jung hält

»Die Musik bleibt oft bis zuletzt«, sagte mal ein Kollege aus der Gerontopsychiatrie.[74] Ich glaube, er hat recht. Ich habe in meiner Laufbahn viele Menschen begleitet, deren Sprache langsam versiegte, deren Alltag zu verschwimmen begann. Aber wenn man dann ein altes Lied anstimmte – einen Walzer, ein Kirchenlied, irgendwas von früher –, dann ging eine Tür auf. Plötzlich sangen sie mit. Oft kannten sie viel mehr Strophen, als mir einfielen. Oft hatten sie dabei eine Glückssträne im Knopfloch. (Ich auch.)

Warum ist das so? Musik funktioniert ein bisschen anders als gesprochene Sprache. Lieder folgen ganz klaren, oft einfachen Strukturen: Strophe, Refrain, Strophe, Refrain. Dazu die Melodie, die immer gleiche Abfolge der Harmonien – das prägt sich ein, vor allem, wenn man ein Lied schon hundertmal gehört und gesungen hat. Oder wenn es mit einer besonderen Erinnerung verknüpft ist: an den Abend, als man sich verliebte, an eine schöne Urlaubsfahrt, an Weihnachten im Wohnzimmer der Eltern. Musik löst Gefühle aus, und Gefühle verankern sich besonders tief im Gedächtnis. Diese tiefe Hirnregion, die für Emotionen zuständig ist, heißt Amygdala. Sie bleibt bei vielen Menschen mit Demenz lange aktiv, und das ist offenbar der Grund, warum Musik oft das Letzte ist, was demenziell veränderte Menschen verlässt.[75]

Es gibt inzwischen auch gute wissenschaftliche Hinweise darauf, dass Musik das Gehirn gegen Demenz stark macht. Eine Langzeitstudie aus den USA mit mehr als 5000 älteren Erwachsenen zeigte: Wer regelmäßig Musik hört oder selbst musiziert, dessen episodisches Gedächtnis baut langsamer ab. Und je aktiver man selbst musiziert – vom Radiohören über im Auto singen bis in einer Band spielen –, desto stärker dieser Effekt.[76]

Spannend fand ich auch eine britische Studie mit 1100 älteren Briten, die gezeigt hat: Wer ein Instrument spielt, merkt sich Dinge besser und löst Aufgaben leichter. Instrumente wie Klavier oder Akkordeon, bei denen man mit beiden Händen zwei unterschiedliche Melodien produziert, scheinen besonders effektiv zu sein. Radio hören oder Singen fand diese Studie nicht so wirksam.[77]

Eine finnische Untersuchung mit Menschen in der Frühphase der Demenz kommt zu einem anderen Ergebnis: Auch gemeinsames Singen und bewusstes Musikhören hatten dort messbare Effekte – auf Aufmerksamkeit, Gedächtnis, Stimmung und Lebensqualität. Das Schöne: Es war egal, ob jemand musikalisch vorgebildet war oder nicht. Musik wirkt einfach immer.[78]

Musik spricht verschiedene Hirnbereiche gleichzeitig an: Bewegung, Sprache, Gefühl. Das erklärt vielleicht, warum sie so gut gegen den schleichenden Verlust hilft. Es gibt sogar Berichte, dass Menschen, die kaum noch sprechen konnten, beim Mitsingen plötzlich wieder Worte fanden[79] – und damit auch einen Zugang zu Emotionen und Identität, die schon verschlossen schienen. Singen macht diese Türen wieder ganz weit auf. Und das gilt offenbar auch für jedes Hobby.

Sehen, formen, staunen: Kunst stärkt die neuronale Plastizität

Ich hatte mal einen Patienten, der mit 86 angefangen hat, kochen zu lernen. Vor allem Suppe. Jeden Tag kochte er eine andere Suppe. »Schmeckt doch gut, und ich bleib bei Verstand«, hat er gesagt. Stimmt! Eine US-amerikanische Studie hat das bestätigt: Menschen zwischen 60 und 90 Jahren, die sich über ein paar Monate richtig in eine Sache reingekniet haben – entweder in digitale Fotografie oder ins Nähen –, waren nach 14 Wochen viel fitter im Kopf als zuvor. Ihr Gehirn zeigte in Scans ein anderes Aktivitätsmuster. Es arbeitete effizienter, strukturierter, jünger. Und das nicht nur für ein paar Tage – der Effekt hielt über ein Jahr lang an.[80]

Es ist ziemlich egal, ob man nun fotografiert oder näht oder Suppe kocht oder irgendetwas ganz anderes beginnt – Hauptsache, man fordert den Kopf (und am besten auch die Hände, falls noch möglich). Kunst ist da ein besonders starkes Mittel: Sie verführt zum Sehen, Denken, Fühlen, Staunen – manchmal auch zum Scheitern. Auch gut! Es ist das komplexe »Machen«, das verschiedene Hirnnetzwerke gleichzeitig ankurbelt und dem Kopf hilft, flexibel und wach zu bleiben. Es drückt depressive Gefühle zurück und macht das Leben bunter.[81] Seit Kurzem weiß man, dass sich bei kreativer Betätigung sogar die Telomere verjüngen können. Das sind die »Schutzkappen« unserer Zellen. Kunst kann also helfen, langsamer zu altern. Nicht nur im Kopf – in jeder Zelle.[82]

Warum das so ist? Kunst fordert mehrere Sinne gleichzeitig heraus. Sie spricht die visuelle Wahrnehmung an, das Körpergefühl, das Gedächtnis, die Emotion, das logische Denken – und manchmal auch den Humor. Gerade bei Menschen mit Demenz ist das wichtig, weil andere Zugänge oft schon schwierig sind. Aber wenn man ihnen einen Pinsel in die Hand gibt oder, noch besser, Formen zum Ausstechen von Plätzchen (das geht erstaunlich lange gut!), ist da oft plötzlich eine Verbindung da. Ein Ausdruck. Eine Erinnerung. Und manchmal ein Lächeln.

Deshalb mein Rat: Wenn Sie sich fragen, was Sie tun können, um den Kopf fit zu halten – malen Sie. Oder schauen Sie sich Bilder an. Gehen Sie ins Museum. Backen Sie. Kochen Sie. Basteln Sie mit Ihren Enkeln. Es muss kein Meisterwerk dabei herauskommen. Es geht nicht um das Ergebnis – es geht ums Tun. Und darum, dass das Gehirn merkt: Das Leben ist schön!

Gemeinsam statt einsam

Es gibt Dinge, die haben wir nicht in der Hand: Wo wir geboren werden. In welcher Umgebung wir aufwachsen. Welche Gene wir mitbekommen und sogar wie diese Gene abgelesen werden. Ob wir groß oder klein, eher robust oder verletzlich sind – all das ist vorgegeben. Dennoch gibt es einige Dinge in unserem Leben, die wir selbst so gestalten können, dass es uns lange gut geht. Eines der wichtigsten Mittel gegen Demenz ist Gemeinschaft. Miteinander reden. Miteinander lachen. Miteinander alt werden. Wobei zum Miteinander neben den Menschen, die uns wichtig sind, noch viel mehr Leben gehört: der liebe Hund, der zu unseren Füßen schläft. Der große Baum vorm Haus. Die Vögel im Garten, die sich über unser Futter freuen … Die Geschichten zu diesem Buch habe ich an meinem Lieblingsteich diktiert. Dass auch ein Wasserspiel zu unserem lebendigen Miteinander gehören kann, das haben die Menschen in Japan viel besser verstanden als wir. Aber darum sollte es jetzt gar nicht gehen …

Ich möchte in Zukunft entspannt und in Gemeinschaft leben. Mit meinen Lieben um mich herum, mit meiner Familie, meinen Kindern, meinen Enkeln, mit allen, mit denen ich mich wohlfühle, mit denen ich lachen kann, mit denen mich Geschichten verbinden, mit denen ich durchs Leben gegangen bin und mit denen ich das Gefühl habe, gemeinsam weitergehen zu können. Jahr für Jahr. So einfach ist das.

Ein Leben in Gemeinschaft – mit Familie, Freunden, Nachbarn – schützt das Gehirn. Das wissen wir inzwischen ziemlich genau. Studien aus Schweden, Japan, den USA und anderen Ländern zeigen: Wer eingebettet ist in ein soziales Netz, hat ein deutlich geringeres Risiko, an Demenz zu erkranken. Und das liegt nicht nur daran, dass man dann öfter was zu lachen hat.

Eine der bekanntesten Untersuchungen ist die Kungsholmen-Studie aus Stockholm. Diese hat gezeigt: Wer regelmäßige soziale Kontakte pflegt – zu Nachbarn, zur Familie, zu alten Freunden –, senkt sein Demenzrisiko um bis zu 60 Prozent. Es zählt nicht, wie viele Menschen man kennt. Sondern ob man sich auf jemanden verlassen kann. Ob jemand zuhört. Ob man dazugehört.[83] Dabei ist nicht das subjektive Gefühl der Einsamkeit gefährlich, sondern die tatsächliche soziale Isolation. **Wir sollten also unsere Arbeit in Klinik und Prävention nicht nur an der Frage »Fühlen Sie sich einsam?« festmachen, sondern an der Frage »Wer ist konkret jede Woche für Sie da?«.**[84]

Auch der Familienstand macht einen Unterschied. Wer in einer Familie (damit sind auch Wahlfamilien, Patchworkfamilien und Wohngemeinschaften gemeint) mit vielen Menschen lebt, dessen Alltag füllt sich mit mehr Geschichten, mit mehr Gefühl – auch im Alter. Das hält geistig rege. Natürlich ist nicht jede Familie ein Hort der Glückseligkeit. Aber selbst ein Streit am Mittagstisch ist fürs Gehirn oft besser als das Gefühl, von der ganzen Welt vergessen worden zu sein. Verheiratete Menschen erkranken seltener an

Demenz als Verwitwete, Geschiedene oder Alleinstehende. Woran das liegt? An den Routinen: dem gemeinsamen Essen, dem Gespräch beim Abwasch, dem Gefühl, dass man gebraucht wird.[85]

Gemeinschaft schützt vor Demenz. Denn wer lacht, wer gebraucht wird, wer Teil von etwas ist – der trainiert sein Gehirn jeden Tag. Mit Leben. Das kann keine App, das kann kein Sudoku-Heft. Deshalb ist mein Rat: Halten Sie Kontakt. Pflegen Sie Ihre Freundschaften. Nehmen Sie Ihre Kinder in den Arm. Und wenn Sie jemanden lange nicht gesehen haben – schreiben Sie doch mal eine Nachricht. Warum nicht jetzt sofort?

Wer spricht, der bleibt.
Warum Gespräche das Gehirn schützen

Ich erinnere mich gut an eine Patientin, deren Mann an Alzheimer erkrankt war. Ihr Mann verstand sie nicht mehr, wenn sie etwas sagte. Er gab keine Antworten mehr, wenn sie etwas fragte. »Wissen Sie«, sagte sie, »früher haben wir so viel geredet. In der Stille wird alles noch schwerer.« Der Mensch liebt den Dialog. Das Gehirn braucht den Dialog, damit es gesund bleibt. Wenn der Partner oder die Partnerin an Demenz erkrankt, kann man sich schrecklich einsam fühlen – und das erhöht nicht nur das eigene Risiko, depressiv zu werden, sondern eben auch, selbst dement zu werden.

Wer im Alltag wenig redet, wer nicht fragt, nicht antwortet, nicht diskutiert, hat ein deutlich erhöhtes Risiko, an Demenz zu erkranken. Einer der stärksten Faktoren ist dabei, *wie viel und wie oft gesprochen wird*. Nicht was, nicht wie klug – einfach: Die Masse macht's.[86] Deshalb, bitte, wenn Sie einen Demenzkranken betreuen: Gehen Sie raus, reden Sie mit den Nachbarn. Telefonieren Sie. Noch besser: Schalten Sie sich per Videoanruf mit anderen (wohltuenden) Familienmitgliedern und mit guten Freundinnen und Freunden zusammen, am besten jeden Tag.

Auch hier gibt es eindeutige Studienergebnisse: In den USA haben Forscher viermal pro Woche mit älteren Menschen über Videoanruf gesprochen. Und siehe da: Aufmerksamkeit, Sprache, Denkvermögen – alles hatte sich nach sechs Monaten verbessert. Besonders profitierten die, bei denen der Kopf eigentlich noch ganz gut funktionierte – aber auch Menschen mit ersten Einschränkungen zeigten Fortschritte. Also: Lieber früher anfangen mit dem Reden und dann auch dabeibleiben.[87]

Spannend, aber auch etwas irritierend fand ich eine Studie mit einem sprechenden Roboter aus Japan. Dieser hat in Gesprächsrunden mit älteren Menschen darauf geachtet, dass alle gleich viel reden (also nicht nur immer die gleichen Vielsprecher, während die Zurückhaltenden gar nichts sagen). Das Ergebnis: Nach 12 Wochen mit dem redenden Roboter sprachen die Teilnehmenden besser und hatten auch mehr Spaß dabei.[88] Das sind gute Zeichen für ein aktives Gehirn – doch bin ich nicht sicher, ob ältere Menschen aus Wattenscheid so viel Freude an einem Robo-Moderator hätten wie ältere Menschen aus Tokio.

Wer allein ist, dem fehlt das Reden, das Streiten, das Lachen. Für das Gehirn ist das gefährlich. Leider ist das gerade in Deutschland weitverbreitet. Nicht nur, dass in vielen Einfamilienhäusern aus den 1970er-Jahren jetzt je ein Mensch auf 300 Quadratmetern sitzt und schweigt. Viele der »Kriegskinder« und auch der »Kriegsenkel«, die die Journalistin Sabine Bode in ihren gleichnamigen Büchern beschrieben hat, sind in der Kriegs- und Nachkriegszeit in schweigenden Familien aufgewachsen. Da wurde nicht geredet über den Schmerz, über die Schuld, über den Verlust, über Trauer erst recht nicht, noch weniger über Scham. Fragen stellen? »Frag nicht, das macht alles nur noch schlimmer.« Das Nicht-wissen-Dürfen, das Nicht-reden-Dürfen hat sich in viele Menschen tief eingeschrieben. Wir wissen nicht, bei wie vielen Demenzfällen diese Kultur des Schweigens und Verdrängens eine Rolle spielt. Aber liegt es nicht auf der

Hand? Ist es nicht eine Frage der Logik, dass Menschen, die sich das Nachdenken verbieten, die sich das Fragen verbieten, die sich das Streiten verbieten, emotional verkümmern? *Und* kognitiv?

Schnuffi muss mit: Wie Haustiere gegen Isolation und Depression helfen

Ein Tier im Zimmer kann die Stimmung heben. Das wusste schon meine Mutter, als ich noch klein war und sie mir einen dicken Teddybären ins Bett legte. Später, wenn ich alten, einsamen Menschen begegnete, fiel es mir wieder auf: Sobald irgendwo ein Hund herumlief oder eine Katze über den Weg huschte, wurde alles ein bisschen leichter. Die Gesichter wurden weicher. Die Gespräche lebendiger. Im Krankenhaus sind Haustiere nicht erlaubt, aber auch hier wirkt ein Stofftier auf dem Schoß oft Wunder.

Der Nutzen von Tieren bei Demenz wird seit vielen Jahren wissenschaftlich untersucht. Eine große Cochrane-Übersichtsarbeit hat Studien aus Europa und den USA zusammengetragen. Das Ergebnis: Tiergestützte Therapie kann bei Menschen mit Demenz depressive Symptome lindern und positive soziale Reaktionen fördern. Die kognitiven Leistungen verbessern sich zwar kaum – aber das emotionale Wohlbefinden steigt. Allerdings, und das mag zunächst überraschen, steigt es nicht besonders stark, nur »leicht«. Was mich ehrlich gesagt nicht überrascht. Bei fortgeschrittener Demenz wissen viele Menschen gar nicht mehr, was sie da eigentlich sehen (»Was ist ein Hund!?«). Und wenn es noch klar ist, dann werden Hund, Hamster oder Katze sofort vergessen, sobald sie aus dem Blickfeld geraten. Immerhin: Bei meiner Tante hat der alle paar Minuten neu entdeckte Hund wieder und wieder für große Freude gesorgt (»Wie heißt denn der süße Hund?«).

Aber an dieser Stelle soll es ja mehr darum gehen, wie Haustiere dabei helfen können, Demenz von vornherein zu verhindern.

Eine US-amerikanische Studie (*Alabama Brain Study on Risk for Dementia)* verglich 56 erwachsene Tierhalter und 39 Menschen ohne Haustier. Die Frage: Hält ein Haustier geistig fit? Klare Antwort: Ja.

Vor allem Hundebesitzer zeigten bessere Leistungen beim schnellen Denken, bei der Aufmerksamkeit und beim Erinnern von Geschichten. Ihre Gehirne waren auch insgesamt fitter: Die Hirnregionen, die mit Aufmerksamkeit, Gedächtnis und emotionaler Verarbeitung zu tun haben – etwa das limbische System oder das sogenannte »Default Mode Network« –, waren bei ihnen größer oder besser vernetzt.

Der für mich erstaunlichste Punkt: Das Forscherteam fand Hinweise darauf, dass das Gehirn von Tierhaltern im Schnitt bis zu 15 Jahre jünger wirkte als das von Menschen ohne Haustiere. Das ist ein gewaltiger Unterschied! Besonders gut schnitten übrigens diejenigen ab, die mehrere Tiere hatten.

Das Forscherteam hatte ursprünglich vermutet, der positive Effekt auf das Gehirn könnte durch indirekte Faktoren ausgelöst werden, etwa durch die vielen Spaziergänge bei Wind und Wetter, die man mit einem Hund absolvieren muss und bei denen man unweigerlich auf andere Hundebesitzer trifft, mit denen man dann auch mal ins Gespräch kommt. Doch diese Vermutung bestätigte sich nicht: Die positiven Effekte auf das Gehirn traten unabhängig davon auf. Ein Haustier – besonders ein Hund – ist also gut für Herz und Kopf.[89]

Das möchte ich natürlich nicht unkommentiert so stehen lassen, während hier neben meinem Schreibtisch unsere schwarz-weiß gemusterte Katze Uno gemütlich eingerollt in der Sonne schlummert … Ich merke doch: Uno tut mir *so* gut! Also habe ich noch einmal recherchiert, ob irgendwo auf der Welt ein Forscherteam herausgefunden hat, dass Katzen auch helfen, Demenz gar nicht erst entstehen zu lassen. Leider habe ich dazu nichts gefunden – dafür aber etwas anderes: eine Studie der Universität Minnesota.[90]

Dort hat ein Forschungsteam über 4400 Menschen 20 Jahre lang begleitet, von denen mehr als die Hälfte irgendwann im Leben eine Katze als Haustier hatte. Dann wurde geschaut, wie sich das auf das Risiko auswirkt, an einem Herzinfarkt oder einem Schlaganfall zu sterben. Das Ergebnis ist ziemlich überraschend: Menschen, die einmal mit einer Katze zusammengelebt haben, hatten ein deutlich geringeres Risiko, an einem Herzinfarkt zu sterben – etwa 37 Prozent niedriger als Menschen, die nie eine Katze besaßen. Auch das Risiko, an anderen Herz-Kreislauf-Erkrankungen zu sterben, war sichtbar geringer, wenn auch nicht ganz so deutlich. Spannend: Die Forschenden haben viele andere Risikofaktoren mit einberechnet – wie Alter, Geschlecht, Blutdruck, Rauchen oder Cholesterin. Der »Katzen-Effekt« blieb trotzdem bestehen. Da fragt man sich natürlich, was dahintersteckt.

Wahrscheinlich ist es ganz einfach: Katzen bringen Ruhe und Fröhlichkeit in den Alltag, haben keine Erwartungen – aber viel Wärme und Kuscheleinheiten zu geben. Ähnlich wie Hunde scheinen auch sie zu fühlen, wenn es einem schlecht geht … Auch Katzen können so einen heilsamen Effekt auf Stress und Blutdruck haben – zwei Faktoren, die eng mit Herzerkrankungen verbunden sind. Und eben auch mit Demenz, das wissen wir aus anderen Studien.

Kurz gesagt: Weil Stress und hoher Blutdruck sowohl dem Herzen als auch dem Gehirn zusetzen, liegt der Gedanke nahe, dass die beruhigende Wirkung einer Katze auch dem Denkvermögen und vor allem unserem Wohlfühlzentrum im Gehirn zugutekommen könnte. Nicht bewiesen, aber gut begründet – und das reicht mir an dieser Stelle.

»Was meinst du dazu, Uno?«

Die Katze maunzt, dreht sich um und schlummert weiter. Damit ist die Sache wohl auch für sie geklärt.

Nikotin und Alkohol hinterlassen Spuren in der Leber, in der Lunge und auch im Gehirn. Regelmäßiger, vor allem übermäßiger Konsum beschleunigt den kognitiven Abbau und erhöht das Risiko, an Demenz zu erkranken. Kaffee ist zwar auch ein Rauschmittel, scheint aber vorbeugend gegen Demenz zu wirken.

Jeder Rausch ein Risiko: Wie Nikotin, Alkohol und Co. die Demenzneigung erhöhen

Ich erinnere mich gut an einen älteren Herrn in meiner Praxis. Früher war er Schichtführer in der Stahlindustrie, ein großer, zäher Mann, der nur schwer Luft bekam. »Herr Professor«, sagte er, »ich krieg Nebel im Kopf. Das kommt doch nicht vom Bier?« Wir haben gelacht – aber er hatte recht, er wusste das auch. Alkohol und Nikotin setzen unserem Gehirn mehr zu, als es vielen von uns gefällt. Gerade die Zigaretten haben es in sich. Wer raucht, erhöht sein Risiko für Alzheimer um 79 Prozent, für vaskuläre Demenz um 78 Prozent.[91] Bei starken Rauchern (mehr als 20 Zigaretten täglich) wächst das Risiko um gut 80 Prozent.[92] Noch einmal, falls Sie da jetzt drüber hinweggelesen haben: **Rauchen erhöht Ihr Demenzrisiko um 80 Prozent.**

Die Sache mit dem »gesunden Gläschen Wein« wird heute (leider) kritisch gesehen. Alkohol ist ein Zellgift, und ein »Gläschen« Wein oder Bier ist leider kein »Giftchen«, sondern immer noch ein Zellgift. Wer regelmäßig viel Alkohol trinkt, riskiert einen signifikant beschleunigten geistigen Abbau – vor allem dann, wenn er gleichzeitig auch noch viel raucht. In der britischen Whitehall-II-Studie hatten Menschen, die beides regelmäßig konsumierten, einen um 36 Prozent schnelleren kognitiven Abbau.[93] Auch wer nicht selbst raucht, sondern nur passiv mitraucht, erhöht sein Demenzrisiko um 44 Prozent.[94] Passivrauchen schädigt die Blutgefäße, es fördert Entzündungen und zerstört das Gehirn auf ähnliche Weise wie aktives Rauchen.

Jeder Rausch, ob aktiv oder passiv, hinterlässt also kleine Schäden, und die summieren sich im Laufe der Jahre zu einem enormen Risiko für Demenz. Es ist auch nicht so, dass man im Alter einfach weitermachen kann mit dem Rauchen und dem »Bierchen«, nach dem Motto »Jetzt ist es sowieso zu spät«. Auch nach dem 65. Lebensjahr beschleunigt Rauchen den geistigen Abbau immer noch spürbar. Interessanterweise steigt dann hauptsächlich die Gefahr für Alzheimer, weniger die für andere Formen der Demenz.[95] Was aber auch kein Grund ist weiterzurauchen. Sogar die älteste Frau der Welt, Jeanne Calment, hatte irgendwann mit dem Rauchen aufgehört: mit 119. (Sie lebte danach noch weitere drei Jahre …)[96]

Kaffee? Ja, bitte! Koffein kann das Demenzrisiko senken

Kaffee – lange Zeit zu Unrecht verdächtigt, dem Herzen zu schaden oder den Magen zu reizen – ist inzwischen rehabilitiert. Mehr noch: Er gilt als einer der spannendsten Begleiter unserer körperlichen und auch geistigen Gesundheit.[97]

Kaffee kurbelt die grauen Zellen an

Das liegt vor allem am Koffein. Und am Zusammenspiel mit weiteren bioaktiven Stoffen, allen voran den sogenannten Polyphenolen – das sind die antioxidativen Pflanzenstoffe, die freie Radikale neutralisieren und entzündungshemmend wirken (wir hatten sie beim Thema Kakao und Beeren schon einmal auf dem Tisch). Zur Erinnerung: Polyphenole schützen unsere Zellen vor oxidativem Stress, also vor jenen aggressiven Sauerstoffmolekülen, die mit Alterung, Entzündung und Demenz in Verbindung gebracht werden.

Ein kurzer Ausflug nach Peru:[98] An der *Universidad Nacional Toribio Rodríguez de Mendoza de Amazonas* hat ein Forscherteam den Verlauf dieser Inhaltsstoffe beim Rösten genau verfolgt. Drei Sorten Arabica-Kaffee wurden über 21 Minuten geröstet, und in regelmäßigen Abständen wurde dann der Gehalt an Polyphenolen gemessen. Ergebnis: **Nach fünf bis neun Minuten Röstdauer war der Gehalt an Antioxidantien am höchsten**. Danach nahm er wieder ab – bis auf ein Niveau unter dem ursprünglichen Wert der grünen Bohne.

Jetzt sind wohl die wenigsten unter Ihnen Kaffeeröster, aber trotzdem kann man etwas für den Alltag lernen: Wer Kaffee trinken möchte, um seine geistige Fitness zu unterstützen, sollte eine **mittlere Röstung** wählen. Also nicht zu stark, nicht zu dunkel, auch nicht zu mild, sondern gerade richtig geröstet, um die gesundheitsfördernden Stoffe freizusetzen, ohne sie gleich wieder zu zerstören. Am besten übrigens frisch gemahlen und nicht zu heiß im Filter aufgebrüht (Pardon an die Siebträger-Enthusiasten unter Ihnen), das dürfte aus medizinischer Sicht die beste Wahl sein. Warum der altmodische Papierfilter? Weil er die Kaffeeöle aus dem Kaffee herausfiltert, die die unangenehme Eigenschaft haben, unseren Cholesterinspiegel hochzutreiben.

Demenzprävention aus der Kaffeetasse

Spannend wird es, wenn man den Blick auf Studien richtet, die sich mit Alzheimer und kognitivem Abbau beschäftigen. In der renommierten finnischen CAIDE-Studie zeigte sich: Wer in der Lebensmitte regelmäßig drei bis fünf Tassen Kaffee trank, hatte im Alter ein deutlich geringeres Risiko, an Alzheimer zu erkranken. **Das Demenzrisiko sinkt um gut 65 Prozent**.[99]

Wie genau Kaffee schützt, ist inzwischen besser verstanden. Koffein blockiert im Gehirn bestimmte Adenosinrezeptoren, die bei Alzheimer überaktiviert sind. Dadurch werden Entzündungen gehemmt, die Glutamat-Überflutung wird gedämpft und die Bildung krankhafter Beta-Amyloid-Ablagerungen reduziert. Hinzu kommt (allerdings wurde das nur im Mausmodell gemessen, noch nicht beim Menschen): Kaffee regt die Produktion eines Botenstoffs namens GCSF an – der fördert die Bildung neuer Synapsen und unterstützt die Reparaturprozesse im Gehirn. Reines Koffein kann das nicht leisten – es ist das Zusammenspiel im Kaffee selbst, das diesen Effekt auslöst.[100]

Natürlich gilt wie immer in der Medizin: Die Dosis macht den Unterschied. Drei bis vier Tassen pro Tag scheinen unbedenklich, mit positiven Effekten. Wer allerdings sensibel auf Koffein reagiert – mit Unruhe, Schlafstörungen, Herzrasen –, sollte auf koffeinfreien Kaffee umsteigen (der leider aber nicht gegen Demenz schützt). Die beste Tageszeit für Kaffee ist übrigens der Morgen. Wer seine Tassen bis zum Mittag trinkt, profitiert am meisten – das Sterberisiko war in einer großen US-amerikanischen Studie bei Frühstücks-Kaffeetrinkern niedriger als bei Immer-Kaffeetrinkern.[101] Weil die nämlich schlechter schliefen.

Entspannung und Schlaf

Dauerstress und schlechter Schlaf verstärken sich gegenseitig. Wer tagsüber unter Druck steht, schläft oft unruhig – und wer schlecht schläft, reagiert am nächsten Tag noch empfindlicher auf Stress. Für das Gehirn ist das eine doppelte Herausforderung, denn es braucht Schlaf, um sich zu erholen, Eindrücke zu sortieren und belastende Reize zu verarbeiten. Gerade im Hinblick auf Demenz ist es daher wichtig zu verstehen, wie eng Schlafqualität, Stressreduktion und Gehirngesundheit zusammenhängen.

An dieser Stelle eine Ermutigung an alle, die einen Demenzkranken pflegen, der jede Nacht durch die Wohnung irrt: Holen Sie sich, wenn möglich, regelmäßig Entlastung, damit Sie selbst durchschlafen können – und damit Ihr eigenes Gehirn gesund bleibt! Tun Sie das für sich und für Ihre Angehörigen – denn je länger Sie selbst fit bleiben, desto besser können Sie andere begleiten.

Guten Abend, gute Nacht: Wie Hirnzellen von gutem Schlaf profitieren

Wenn wir schlafen, schläft unser Gehirn nicht. Es räumt auf, ordnet, repariert. Vor allem in einer Phase, die lange Zeit kaum beachtet wurde: dem sogenannten Non-REM-Schlaf.[102] In dieser Phase gibt es keine Träume, keine wilden Augenbewegungen, nur tiefe Ruhe. Dann passiert Entscheidendes: Das Gehirn reinigt sich. Abfallprodukte wie Beta-Amyloid, die sich sonst ablagern und auf Dauer Schaden anrichten können, werden abtransportiert. Ich stelle mir das vor wie einen Virenscanner im Computer.

Es gibt kurze Nächte, unruhige Nächte, durchfeierte Nächte, die verzeiht das Gehirn. Es verzeiht aber schlecht, wenn schlechter Schlaf zur Regel wird. Eine große niederländische Langzeitstudie hat über zwölf Jahre hinweg beobachtet, was passiert, wenn Menschen regelmäßig schlecht schlafen. Über 1800 Erwachsene, zwischen 24 und 82 Jahre alt, wurden immer wieder getestet: Wie gut bleibt das Gedächtnis? Wie schnell arbeitet der Verstand? Ergebnis: **Wer dauerhaft schlecht schlief, baute geistig schneller ab.** Zuerst ließ die Verarbeitungsgeschwindigkeit nach – und bei älteren Teilnehmenden auch das Erinnerungsvermögen. Und zwar unabhängig von Lebensstil, Bildung oder Medikamenten.[103]

Schlafmangel begünstigt stille Entzündungen, schwächt die Verbindungen zwischen den Nervenzellen, beeinflusst sogar den Zuckerstoffwechsel im Kopf. Alles Prozesse, die wir aus der Alzheimer-Forschung gut kennen. Ich sage: Schlaf ist die Wartungsschicht im Kopf. Bitte dran denken, wenn Sie weit nach Mitternacht nur noch dieses eine Kreuzworträtsel lösen wollen. Ihr Kopf hat mehr davon, wenn Sie in Ruhe an Ihrem Kissen horchen.

Termine, Sorgen, immer funktionieren müssen. Neben dem eigenen Job, den eigenen Kindern auch noch die immer hilfloser werdenden Eltern versorgen – das stresst. Und ich verstehe jede und jeden von Ihnen, der sich mit der flachen Hand auf die Stirn schlägt, wenn er schon wieder hört: »Entspann dich doch mal! Denk mal an dich!« Ja, schön wär's aber auch! Die Miete muss doch weiterbezahlt werden, die Kinder müssen zur Schule, und den dementen Vater kann man nun auch nicht einfach durch die Gegend irren lassen. Das alles ist hart, das alles ist richtig. Fakt ist aber auch: **Chronischer Stress ist für das Gehirn wie schleichendes Gift.**

Was passiert bei chronischem Stress? Das Stresshormonsystem läuft auf Hochtouren. Cortisol und Adrenalin sind für kurze Belastungen gemacht, nicht für den Dauerbetrieb. Laufen sie trotzdem dauernd im Hochbetrieb, greifen sie irgendwann die Hirnstrukturen direkt an – vor allem den Hippocampus. Aber auch die Amygdala verändert ihre Struktur unter dem Dauerfeuer von Stress und Angst. Gleichzeitig behindert Stress die Fähigkeit, neue Nervenzellen zu bilden, und begünstigt Entzündungsprozesse, die die Alterung des Gehirns beschleunigen. Je länger dieser Zustand anhält, desto schwerer fällt es dem Gehirn, sich zu regenerieren. Die Denkleistung sinkt. Das Risiko für neurodegenerative Erkrankungen steigt – und dazu zählt eben auch Demenz. Was schützt das Gehirn?

- **Bewegung** hilft, den Teufelskreis zu durchbrechen. Wer sich regelmäßig bewegt, senkt seine Stresshormone, verbessert die Hirndurchblutung und fördert die Bildung neuer Nervenzellen. Außerdem sorgt Bewegung für weniger Schmerzen im Rücken, im Nacken, überall. Und weniger Schmerzen heißt für Körper und Seele auch: weniger Stress.
- Auch kleine **Rituale der Entspannung** können den Stresspegel spürbar senken und das Gehirn entlasten: bewusst ausatmen, ein paar Minuten meditieren, sich hinsetzen zu einem Kaffee oder Tee.

- Dazu kommt ein Lebensstil mit **gesundem Essen,** mit **sozialen Kontakten und bewussten Pausen**. Wer so lebt, hat gute Chancen, bis ins hohe Alter geistig fit zu bleiben.

Zeit für Bewegung, Zeit für Gespräche, Zeit für friedliche Nächte sind die beste Medizin für das gestresste Gehirn.

Deshalb eine Bitte, vor allem an die Menschen, die in den 1930ern, 1940ern, 1950ern geboren sind und denen eiserne Disziplin anerzogen (ich könnte auch schreiben »eingeprügelt«) wurde; eine Bitte an alle Eltern, vor allem an die Mütter, vor allem an die Alleinerziehenden; eine Bitte an alle Menschen, die stark im Beruf gefordert sind, vor allem jetzt, in Zeiten der wirtschaftlichen, politischen und sozialen Unsicherheiten: Passen Sie auf sich auf. Gönnen Sie sich Entlastung. Das hat nichts mit übertriebenem Work-Life-Balance-Gerede zu tun, das hat nichts mit Faulheit zu tun und erst recht nicht mit der Aufgabe Ihrer Selbstbestimmung (»Ich mache aus Prinzip alles selbst!« »Ich bin zäh!« »Ich schaffe das hier allein!« »Ich habe immer alles allein geschafft!« – wie oft habe ich das von Ihnen gehört).

Es geht darum, dass Sie sich selbst vor Demenz schützen. Nicht irgendwann, sondern jetzt. Damit Sie selbst lange fit bleiben, damit Sie lange in Ihrem Job bleiben und vor allem bei Ihren Liebsten bleiben können – und Freude am Leben haben. Denn das ist doch das Schönste, was wir überhaupt haben: Leben!

IV

BESSER LEBEN MIT DEMENZ

Willkommen in einer anderen Welt

Eine wichtige und die vielleicht schwierigste Erkenntnis gleich zu Beginn: »Der Gesunde muss lernen, nicht der Kranke.«[104] Diese Perspektive einzunehmen, fällt vielen, die an Demenz erkrankte Menschen betreuen, sehr schwer. Sie erscheint ja auch erst einmal widersinnig. Dann heißt es: »Man kann doch auch trotzige Kinder dazu bringen, das zu tun, was man will. Oder ewig chillende Jugendliche. Renitente Mitarbeiter. Im Zweifelsfall muss man eben streng sein, man muss energisch werden, oder etwa nicht?« Klare Antwort: Nein. Man muss nicht, man sollte auch nicht, denn es bringt einfach nichts außer noch mehr Trauer, Wut, Verzweiflung.

Es ist nicht so, dass sich Demenzkranke »querstellen« oder die Welt »noch nicht« verstehen. Sie sind nicht »stur«. Ihr Gehirn *kann* manches nicht mehr leisten. Es geht nicht. Nicht mehr. Wer versucht, demenzkranke Menschen mit lauter, energischer Ansprache oder langen Erklärungen zu erreichen, wird ähnlich erfolglos sein wie jemand, der Ihnen in zwei Minuten die letzten Feinheiten der Quantenphysik eintrichtern will – und dann lauter und lauter wird, wenn Sie es nicht gleich verstehen. Das funktioniert nicht. Was also tun?

Vor allem: sich von früheren Gewissheiten verabschieden. Ja, ich weiß auch, das tut weh. Aber so geht's für alle leichter:

- **Kooperation**: »Der Vater muss doch mitmachen! Ich habe es dreimal gesagt!« Leider nein. Leistung, Effizienz und Kooperation sind zwar die Maßstäbe unserer Welt, ein nicht mehr richtig verkabeltes Gehirn kann diese Anforderungen aber nicht mehr erfüllen. Auch bei bestem Willen nicht.
- **Sinnhaftigkeit**: »Warum muss sie immer ihre Handtasche mitnehmen, da ist doch gar nichts drin!« Vielleicht hat die Handtasche aber eine andere, eine symbolische oder eine magische Bedeutung? Wir können davon ausgehen, dass das, was Demenzkranke sagen oder tun oder sich wünschen, *in ihrer Welt* einen Sinn hat. Es ist ein Sinn, den wir zwar nicht verstehen, aber das ist noch lange kein Grund, die leere Handtasche, den merkwürdigen Hut oder das besondere Taschentuch nicht mitzunehmen. Warum denn auch nicht? Wenn es doch ohne große Mühe machbar ist?
- **Realität**: »Ich will nach Hause zu meiner Mutter!« Oder: »Ich muss jetzt in die Küche und für die Kinder kochen, die kommen von der Schule!« Was sagt man da: »Sorry, deine Mutter ist tot und dein mittlerer Sohn auch!« Lieber nicht. Die radikale Konfrontation mit dem, was wirklich ist, macht Demenzkranke im Moment nur traurig. Die Korrektur ihrer Realität haben sie wenige Sekunden später wieder vergessen, sind aber noch lange danach emotional angeschlagen. Deshalb ist es so sinnvoll, möglichst nicht immer sofort auf den rationalen Appell des demenzkranken Menschen zu antworten (»Ich will!«, »Ich muss!«), sondern eine Antwort auf ihren (unausgesprochenen) emotionalen Appell zu finden. »Du vermisst deine Mutter gerade sehr, oder?« »Die Kinder sind heute schon gut versorgt. Du darfst dich jetzt ausruhen.« »Magst du mir ein bisschen von deiner Mutter, von deinen Kindern erzählen?«

»Als Angehöriger kann ich nur versuchen, die Bitterkeit des Ganzen ein wenig zu lindern, indem ich die durcheinandergeratene Wirklichkeit des Kranken gelten lasse«,[105] bringt es Arno Geiger wunderbar auf den Punkt. Zugegeben: Ich musste auch erst einmal umdenken. Fast schon »umfühlen«.

Wer einen Menschen mit Demenz begleitet, erlebt oft Situationen, die rätselhaft oder herausfordernd sind und manchmal auch ungewollt komisch. Zu verstehen, warum bestimmte Dinge geschehen (oder nicht geschehen), hilft, gelassener, humorvoller und geduldiger zu reagieren – und mit ganz viel Liebe und Respekt.

Amnesie: Erinnerungen verschwinden. Die meisten Menschen mit Demenz kämpfen mit Gedächtnisverlust. Sie vergessen Erlebnisse, Namen, vertraute Gesichter und den Weg zur Toilette. Im Alltag hilft es sehr, ruhig zu bleiben, gemeinsam Erinnerungen aufzufrischen (zum Beispiel mit Fotos) und sich in Geduld zu üben, wenn sich Fragen oft wiederholen. Wenn Ihre Mutter glaubt, Sie seien ein anderes Familienmitglied, weil Ihr Gesicht nicht mehr aussieht, als seien Sie fünf Jahre alt – dann sind Sie für ein paar Minuten eben der Onkel oder der Bruder. Warum auch nicht?

Aphasie: Worte verschwinden. Bei einer Aphasie geht die Fähigkeit verloren, die richtigen Worte zu finden oder Gesagtes richtig zu verstehen. Es kann passieren, dass Sätze wirr wirken oder falsche Worte oder Fantasiewörter auftauchen (das nennt man Paraphasie). Wichtig ist: Auch wenn die Worte fehlen, bleiben Gefühle erhalten! Zuhören, anlächeln, in einfachen Sätzen sprechen – und gemeinsam raten, was gemeint sein könnte. Wenn das nicht gelingt, können Sie immer noch sagen: »Ach so!«

Agnosie: Erkennen funktioniert nicht mehr. Der Mensch sieht ein Glas Wasser, weiß aber nicht mehr, was er damit anstellen soll. (Dann machen Sie es ihm vor: »Prost!«) Oder er bringt die Dinge durcheinander – zieht vielleicht die Unterhose über die Hose oder auf den Kopf. Bitte (solange keine Gefahr im Verzug ist) nicht schimpfen, korrigieren oder drängen. Fragen Sie sich immer: »Was daran ist jetzt wirklich so schlimm?«

Anosognosie: Fehlende »Krankheitseinsicht«. Manche von Demenz Betroffene bemerken nicht, dass sie sich verändert haben – das nennt man Anosognosie. Für Angehörige ist das oft schwer zu verstehen. Kritik oder Konfrontation bringen hier wenig. Besser ist es, nach Möglichkeit immer mehr Hilfen unauffällig einzubauen.

Apraxie: Hände (und Füße) wollen nicht mehr. Das Hemd zuknöpfen, Kaffee eingießen, sogar das Zähneputzen kann plötzlich nicht mehr klappen, obwohl Muskeln und Sinne es eigentlich noch können sollten. Auch hier kann man Bewegungen parallel mitmachen oder einzelne Schritte begleiten, anstatt die Aufgabe komplett zu übernehmen. Im Zweifelsfall: Schuld ist immer der »blöde Knopf!«, nicht der demente Mensch.

Apathie: Alles auf Stand-by. Manche Demenzkranke sitzen stundenlang auf einem Stuhl und regen sich nicht. Das wirkt auf manche Betreuende wie passiv-aggressives Desinteresse oder Faulheit – ist es aber nicht! Es ist ein Symptom der Krankheit. Auch hier kann liebevolles Tun oft mehr bewirken als Schimpfen, Druck, Reden: Warum nicht ganz sanft beide Hände geben, lächeln, singen und ein bisschen tanzen? Vielleicht im Sitzen, vielleicht auch bis in die Küche? Wenn gar keine Reaktion kommt – auch gut, dann hat man es wenigstens versucht.

»Mörder! Mörder!« Wenn der Krieg zurückkommt

Es war ein normaler Arbeitstag in meinem Institut, bis mein Telefon klingelte. Die Klinik. »Können Sie kommen?« Ich konnte den rasenden Puls der Pflegerin durch die Leitung hören. »Ihr Vater sitzt seit Stunden in der Dusche. Er schlägt um sich. Wir kommen nicht an ihn ran.« Im Hintergrund hörte ich meinen Vater schreien.

Ich übergab den Patienten, den ich gerade behandelte, an einen Kollegen, sprang ins Auto, raste los. Eine halbe Stunde später stand ich in der Station.

In der Dusche: mein Vater. Zitternd kauerte er sich zusammen, wimmerte, dann sah er mich, richtete sich auf, schrie, schlug um sich, ballte die Fäuste: »Diese Schweine! Mörder! Mörder! Mörder!«, brüllte er. »Sie wollen mich erschießen!« Wieder schlug er um sich, die Augen weit aufgerissen. Zwei Pfleger standen ratlos in der Tür.

»Vater?«, rief ich leise. »Vater, ich bin hier. Du bist in Sicherheit. Das sind doch nur Pfleger, die dir helfen wollen.«

»Nein! Nein! Nein! Mörder! Guck' sie dir an! Die sind gefährlich! Die wollen mich umbringen! Mörder!«

»Könnten Sie uns bitte kurz allein lassen?«, flüsterte ich den Pflegern zu. Sie schlichen raus und schlossen die Tür zum Bad.

»Gut! Gut! Schmeiß die Schweine raus!«, raunte mein Vater mir zu. »Gut, dass du das machst.« Und dann wieder, Richtung Tür: »Schweine!!!«

Für meinen Vater gab es keine Dusche, keine Pfleger, keine Klinik. Er saß in einem Schützengraben in Russland. Und um ihn herum Feinde, Schüsse, tote Kameraden. Seine halluzinierte Welt war fest verschlossen. Argumente konnten ihn nicht erreichen. Ihn mit Gewalt aus der Dusche zu zerren, im Bett an Armen und Beinen zu fixieren, mit Medikamenten ruhigzustellen, das alles hätte sein Grauen nur noch schlimmer gemacht. Ich musste einen Zugang finden in seine Welt. Nur wie?

Ich ging in die Knie. Robbte langsam Richtung Dusche. »Kamerad!«, flüsterte ich. »Sie sind weg! Wir warten noch einen Moment, bis alles ganz sicher ist da oben!« Ich kroch zu ihm in die Dusche. Setzte mich neben ihn. Legte irgendwann meinen Kopf auf seine knochige Schulter. So blieben wir sitzen, ich weiß nicht, wie lang.

Irgendwann hatte ich den Eindruck, dass seine Hirngespinste

abgezogen waren. Ich krabbelte aus der Dusche. Gab ihm die Hand, richtete ihn vorsichtig auf (gar nicht so einfach in einer Dusche und wenn der Vater nur eine Hand hat, die man reichen kann), dann wechselte ich einfach das Thema.

»Kuchen?«

»Ja, immer. Weißt du doch.«

Als wir Hand in Hand aus der Dusche getapst kamen, lugten die Pfleger vorsichtig um die Ecke. »Alles okay?« »Klar«, sagte ich so cool wie möglich, »was soll sein? Wo gibt's hier Kuchen?«

Als ich im Zimmer meines Vaters bei Kaffee und Kuchen saß, schlotterten mir nachträglich ein wenig die Knie. Ich war heilfroh, dass es gelungen war, einen Ausweg ohne Gurte und Spritzen zu finden.

Manchmal hilft nur mitspielen

Viele Formen der Demenz – besonders Alzheimer oder eben die Lewy-Körper-Demenz, an der mein Vater erkrankt war – gehen mit Veränderungen in genau den Hirnregionen einher, die für so etwas wie »Realitätsprüfung« zuständig sind. Was ist da? Was bilde ich mir nur ein? Wenn das Gehirn nicht mehr richtig funktioniert, kann es schwierig werden, den eigenen Herzschlag von sich nähernden Schritten zu unterscheiden. Es kann ganz plötzlich zu paranoiden Wahnvorstellungen kommen, also zu dem Gefühl (sogar: der Gewissheit!), bedroht oder verfolgt zu werden. Die Auslöser sind oft nur schwer nachzuvollziehen: Vielleicht sind es Geräusche oder Licht oder einfach eine bestimmte Atmosphäre im Raum? Oder ein diffuses Gefühl der Unsicherheit? Schwer zu sagen.

Paranoide Wahnideen und Halluzinationen kommen schätzungsweise bei einem Drittel der Demenzbetroffenen vor. Das gilt vor allem für die späteren Stadien. Für Angehörige und Pflegende ist das sehr hart: Sie geben sich den ganzen

Tag so viel Mühe, den erkrankten Menschen zu versorgen – und werden dann »Mörder!« genannt oder »Einbrecher!« oder »Vergewaltiger!«.

Seien Sie sicher, bitte: Ein Mensch, der das ruft, will Sie nicht ärgern, er will Sie nicht provozieren – er ruft um Hilfe. Sein Gehirn reproduziert Kriegsbilder, Erfahrungen von Gewalt oder Kontrollverlust, die sich für ihn real anfühlen. Es ist seine »innere Realität«. Diese Realität ist nicht falsch, auch wenn wir sie weder sehen noch nachvollziehen können. Gegen diese Realität können wir nicht »anreden«; es hilft wirklich nicht. Es ist verlorene Mühe, auf Rationalität, auf Realität, auf »Richtigkeit« zu pochen. Meist bleibt uns nichts anderes übrig, als einen Zugang zu dieser ver-rückten, emotionalen Welt zu suchen und, nach Möglichkeit, den verängstigten Menschen in den Arm zu nehmen. »Du bist in Sicherheit.« Nicht immer gelingt das. Doch auch dann gibt es noch Möglichkeiten: Spielen Sie auf Zeit. Sagen Sie: »Wir warten noch! Gleich sind sie weg!« Manchmal verschwinden halluzinierte Szenen genauso schnell im Vergessen wie andere Alltagsdinge auch.

Mitspielen heißt nicht »nachgeben«; es heißt auch nicht »austricksen«. Mitspielen heißt, eine Brücke bauen – die nicht zuletzt Ihnen selbst hilft. Wenn Sie diese Verbindung nicht anbieten, eskaliert die Situation oft immer mehr, und letztendlich verlieren Sie selbst noch den Kontakt zu Ihrem Vater, zu Ihrer Mutter, weil er oder sie glaubt, Sie steckten mit »den Feinden« unter einer Decke. Und das macht noch mehr Angst.

Angst kann Demenz ankündigen

Angst kann eine Folge von Demenz sein. Angst kann aber auch ein frühes Zeichen von Demenz sein, ein Zeichen, das noch vor den ersten Symptomen auftritt und einen sich selbst verstärkenden Kreislauf in Gang setzt. Denn bei Angst schüttet der Körper das Stresshormon Cortisol aus. Cortisol wiederum stresst das Gehirn, Nervenzellen gehen schneller zugrunde. Weil sich Menschen mit viel Angst auch immer mehr zurückziehen, kommt der Risikofaktor Einsamkeit hinzu, der die Demenz noch schneller vorantreibt.

Aggression kann auch Ursachen haben, an die man zunächst gar nicht denkt und die nichts mit der Psyche zu tun haben. Menschen mit starken kognitiven Einschränkungen spüren sehr wohl, wenn sie Schmerzen haben, auch starke Schmerzen – oft zum Beispiel bei einer Blasenentzündung. Oder Verstopfung. Oder Juckreiz. Aber sie können den Schmerz nicht in Worte fassen. Lang anhaltende Schmerzen können Menschen sehr dünnhäutig machen – und eben auch sehr aggressiv.

Was hilft bei Paranoia und Wahnvorstellungen

- **Beruhigen statt argumentieren:** Ein ruhiger Ton, körperliche Distanz und einfache Sätze wie *»Du bist in Sicherheit«* oder *»Ich bleibe bei dir«.*
- **Ablenken:** »Komm, ich mach uns erst mal Kaffee. Dann schauen wir nach deinen Sachen.« Nach einer Viertelstunde munterem Plaudern über ganz andere Sachen ist die Aufregung oft schon wieder vergessen.

»Du bist mein Cousin!«: Das Verrückt-Sein so nehmen, wie es kommt

Hält ein älterer Mensch Sie für jemand anderen, kann es helfen, die Rolle kurz zu übernehmen. Wenn es Ihnen zu absurd wird, gehen Sie für ein paar Minuten raus. Wenn Sie wiederkommen, haben Sie vielleicht eine Rolle, mit der Sie besser zurechtkommen. Ich habe es auch versucht mit: »Hallo, hier kommt der Dietrich! Schön, dich zu sehen!« Manchmal funktioniert das nicht (»Dietrich? Kenne ich nicht.«). Manchmal funktioniert es aber doch. Dann weiß die oder der Demenzkranke vielleicht nicht, wer dieser Dietrich ist, aber weil der so freundlich schaut und Kuchen mitgebracht hat, darf er trotzdem gerne reinkommen.

Indem ich in die Rolle schlüpfe, die mir mein Gegenüber in diesem Moment zuweist, praktiziere ich *Validation*. Diese Methode im Umgang mit Demenzkranken wurde in den 1960er-Jahren von Naomi Feil entwickelt und später von ihrer Tochter Vicki de Klerk-Rubin international verbreitet.[106] Das Prinzip ist einfach: Statt zu korrigieren (»Nein, ich bin jemand anderes!«), erkennen wir das Gefühl an, das hinter der Aussage steht. Die Sehnsucht nach Vertrautheit. Nach einem bekannten Gesicht. Wenn jemand von seiner verstorbenen Mutter spricht, ist es nicht entscheidend, dass sie »in Wirklichkeit« nicht mehr lebt. Entscheidend ist, was der demente Mensch jetzt emotional braucht: Nähe, Trost, Geborgenheit.

Validation – eine neue Perspektive auf Demenz

Validierende Kommunikation durch Angehörige oder Pflegende führt zu mehr Kooperation bei Menschen mit Demenz – das haben viele Studien bestätigt. Sätze wie »Ich verstehe, dass du dir Sorgen machst« erhöhen die Wahrscheinlichkeit positiver Reaktionen, während Schweigen oder Korrigieren oft wirkungslos bleiben. Auch Depressionen, Aggressionen oder andere herausfordernde Verhaltensweisen können sich verbessern. Die kognitive Leistungsfähigkeit verbessert sich in der Regel nicht, aber die emotionale Stabilität nimmt zu.

Validation hat weltweit den Umgang mit Menschen mit Demenz verändert. Sie hat viel Leid beendet, auf beiden Seiten. Allerdings klingt Validation in der Theorie oft einfacher, als sie in der Praxis ist. Es klingt nach einem klaren Ablauf: Demenzkranker sagt X, Pflegender reagiert mit Y, alles ist gut. Doch so funktioniert es im Alltag selten.

In deutschen Pflegeheimen hat sich deshalb eine weiterentwickelte Methode etabliert: die Integrative Validation (IVA). Sie ergänzt die klassische Validation um Bewegungs- und Gedächtnisübungen. Mit gutem Erfolg: Pflegebedürftige Menschen reagieren mit mehr Ruhe und emotionaler Ausgeglichenheit. Sie brauchen weniger Medikamente, und Pflegende können leichter auf sie eingehen, wenn sie in emotionaler Not sind.[107]

Was hilft, wenn Sie nicht mehr erkannt werden

- **Nichts persönlich nehmen**. Der Mensch mit Demenz hat Sie nicht vergessen, weil Sie unwichtig waren. Sie waren wichtig. Aber Sie sehen heute vielleicht anders aus als damals. Und wenn die Erinnerung nur bis in die frühe Kindheit reicht, gab es Sie einfach noch nicht. Nur den Cousin, dem Sie vielleicht ähnlich sehen.
- **Unter Stress kommt es häufiger zu Verwechslungen.** An einem ruhigen Tag erkennt Sie Ihre Mutter vielleicht sofort. An einem anderen, hektischeren Tag stellt sie Sie als »mein Stiefbruder« vor. Ein möglicher Umgang, wenn Sie nicht »lügen« wollen – lächeln und sagen: »Nun, heute ist alles möglich.«
- **Freude am Moment haben.** Auch wenn der Name nicht stimmt: Die Emotion zählt. Wenn Ihnen ein Mensch mit Demenz herzlich begegnet, dann genießen Sie diese Verbindung in diesem Moment. Gemeinsam.

»Alles geklaut!« Wovor sich demenzkranke Menschen fürchten

Mir war es immer furchtbar peinlich, wenn meine demente Tante wieder sicher war: »Die hat geklaut!« oder »Schon wieder ist was weg!«. Wenn sich eine hochbetagte Grande Dame in eine solche Unterstellung hineinsteigert, ist es schwer, die Wogen zu glätten. Besonders, wenn der Vorwurf eine Reinigungskraft trifft, die kaum Deutsch spricht. Oder einen Enkel, den die Dame sowieso auf dem Kieker hatte (»Guck dir mal diese riesige Hose an! Wie sieht das denn aus! Unmöglich!«). Da laufen schon einmal die Tränen. Und später taucht die vermeintlich gestohlene Halskette irgendwo auf, wo niemand gesucht hätte: sorgfältig in ein Tuch gewickelt, ganz hinten im Küchenschrank, in einem Kochtopf zum Beispiel. »Wie kommt das denn ausgerechnet hierhin?« – »Die war's!«

Was mich an solchen Szenen bedrückt: Die zu Unrecht Beschuldigten kommen oft nicht darüber hinweg. Ich verstehe gut, dass eine Reinigungskraft nach einem solchen Eklat nicht mehr kommen möchte. Oder ein Enkel. Und doch finde ich es traurig. Denn hier spricht ja nicht ein böser Mensch eine Unterstellung aus. Hier spricht die Krankheit. Angst, Verwirrung, das Gefühl, die Kontrolle über die eigenen Dinge und eigentlich über das eigene Leben zu verlieren – das mischt sich zusammen und sucht einen Schuldigen. Dann zerbrechen Beziehungen genau in einer Zeit, in der die alten Menschen Beziehungen am dringendsten brauchen. Und das müsste nicht sein, wenn alle Beteiligten besser verstehen könnten, warum ein demenziell verändertes Gehirn so etwas Verrücktes produziert wie »Diebstahlswahn«.

Diebstahlswahn ist bei Demenzkranken »normal«

Der Diebstahlswahn entsteht, wenn das Gehirn nicht mehr richtig einordnen kann, wer vertrauenswürdig ist, wenn man sich nicht mehr klar erinnern kann, wo man etwas hingelegt hat oder wem ein Gegenstand gehört. Der Verlust des Überblicks und des episodischen Gedächtnisses wird dann durch »Erklärungen« ersetzt, die zwar falsch sind, aber plausibel scheinen: »Wenn meine Handtasche nicht da ist – dann hat sie jemand geklaut!«

Das Gehirn versucht, eine zunehmend unverständliche Welt mit bekannten Mustern zu erklären. Interessant finde ich, dass ältere Menschen dabei meist auf »True Crime« zurückgreifen: Diebstahl, Betrug, Täuschung. Wenn kleine Kinder ihre Sachen nicht wiederfinden, erklären sie das eher mit Magie: Da war ein Monster, etwas ist weggezaubert worden, vielleicht war auch »Herr Niemand« da und hat etwas versteckt. Das habe ich bei Demenzkranken noch nie erlebt. Und vielleicht liegt der Grund wieder im Gehirn.

Wissenschaftlich spricht man von persekutorischen Wahnideen, einfacher: Verfolgungs- oder Diebstahlswahn. Diese treten besonders häufig bei Alzheimer-Demenz und vaskulärer Demenz auf. Menschen, die immer wieder behaupten, etwas sei gestohlen worden, zeigen in Studien häufig eine veränderte Hirnaktivität genau in den Hirnarealen, die für die emotionale Verarbeitung und die Gedächtnisintegration zuständig sind. Würde man die Hirnaktivität messen, könnte man theoretisch vorhersagen, welche Verhaltensauffälligkeiten ein älterer Mensch zeigen wird: Eine verminderte Aktivität in den Hirnarealen an den Schläfen begünstigt Paranoia und den Wahn, bestohlen worden zu sein. Wer das Gefühl hat, nicht wirklich zu Hause zu sein, leidet tendenziell an einer angegriffenen Amygdala.[108]

Je stärker jedenfalls das Gehirn seine Fähigkeit verliert, die Welt stimmig zu ordnen, desto eher springt eine Wahnidee in die Lücke.

Was hilft, wenn Dinge verschwinden

- **Orientierung statt Aufklärung**: Nicht erklären wollen, warum nichts gestohlen wurde, sondern das Gefühl der Unsicherheit ernst nehmen: »Ich helfe dir, wir finden das zusammen.«
- **Gefühle spiegeln**: Statt mit Logik zu antworten, lieber die Emotion benennen: »Das macht dir Angst. Das verstehe ich.«
- **Einen (anderen!) Plan schmieden**: Gemeinsam suchen oder eine neue kleine Aufgabe vorschlagen (»Hilf mir doch mal beim Aufräumen.«) – damit das Denken auf eine neue Spur kommt.

- **Das Umfeld aufklären**: Wenn Reinigungs- oder Pflegekräfte nur wenig Deutsch sprechen, fragen Sie nach deren Muttersprache und schreiben Sie einen freundlichen Brief, den Sie mit einer Übersetzungssoftware übersetzen lassen. Erklären Sie, was sich im Gehirn des Demenzkranken verändert, und bitten Sie darum, nichts persönlich zu nehmen. Zeigen Sie vor allem Mitgefühl und Respekt für das, was die Helfenden bei der Betreuung durchmachen. Danken Sie von Herzen für die gute Arbeit.

»Ich will nach Hause«: Demenzkranke auf Wanderschaft

Es ist einer der schmerzlichsten Sätze, die Angehörige und Pflegekräfte hören: »Ich will nach Hause.«

Dabei sitzen die Betroffenen mitten im eigenen Wohnzimmer oder liegen seit Monaten im Pflegeheim, gut versorgt, von vertrauten Menschen umgeben. Familie und Freunde »reißen sich alle Beine aus«, um zu helfen. Doch für den Menschen mit Demenz fühlt sich nichts mehr vertraut an. Er spürt eine tiefe Irritation, ein Unbehagen, eine Heimatlosigkeit. Er ist nicht dankbar. Er genießt nicht die Fürsorge. Stattdessen packt er die Taschen (oder kündigt es zumindest an): »Ich haue ab!«

Die Familie versucht es mit Erklärungen: »Du bist krank.« »Du hast Demenz.« »Du bist hier im Pflegeheim, weil wir dich gut betreuen möchten.«

Aber die Worte kommen nicht durch. Er versteht sie nicht – oder er glaubt sie nicht. Für ihn bestätigt jede dieser Aussagen nur, dass etwas nicht stimmt, dass er an einem falschen Ort festgehalten wird. Manche steigern sich auch hier wieder in »True Crime«-Geschichten hinein: »Man hat mich verschleppt!« »Man will mir etwas Böses!« »Und Sie! Sie sehen mir ganz besonders verdächtig aus.«

Wenn ich diesen Satz höre – ich habe ihn von meiner eigenen Mutter oft gehört –, dann hat mir das immer wieder einen Stich gegeben. Auch wenn ich wusste: »Das ist nur die Demenz!« Es tut trotzdem weh. Auf Logik setzen bringt dennoch nichts. Je mehr man das tut, desto mehr schwindet das Vertrauen. Sogar geliebte Kinder und enge Freunde können sich dann in »Feinde« verwandeln oder in »Verräter«.

Arno Geiger hat diesen Zustand in seinem Buch *Der alte König in seinem Exil* einfühlsam beschrieben: »Der quälende Eindruck, nicht zu Hause zu sein, gehört zum Krankheitsbild.« Da »das Gefühl der Irritation auch an den vertrautesten Orten nicht vergeht, scheidet selbst das eigene Bett als mögliches Zuhause aus«.[109]

Sehnsucht nach Geborgenheit

»Zu Hause« steht in diesem Moment eben nicht für eine aktuelle Adresse oder ein bestimmtes Haus. Es steht für Geborgenheit, es steht für das eigene, unversehrte Selbst – für ein inneres Gefühl von Richtigkeit, das die Demenz immer stärker untergräbt. Ist es nicht faszinierend, dass sich viele demenziell veränderte Menschen trotz allem schemenhaft daran erinnern, dass es da etwas gab, das sie verloren haben?

Viele Menschen mit Demenz, die diese schemenhaften Erinnerungen haben und diese Sehnsucht, wieder »richtig« zu sein, gehen auf Wanderschaft. Studien zeigen, dass bis zu 60 Prozent von ihnen sogenannte »Wandersymptome« entwickeln: eine innere Unruhe, einen starken Suchdrang. Sie suchen den Bauernhof der Kindheit. Großmutters Küche. Ein Ort, an dem sie einst sicher waren. Das auch gerne mitten in der Nacht, mitten im Winter, im Schlafanzug, draußen auf der Straße. Demenzkranke verlieren das Gefühl für Tageszeit und auch für Jahreszeit. Sie gehen also im Winter mit T-Shirt in den Schnee. Natürlich frieren sie dann. Aber was bedeutet frieren? Und was könnte man tun, damit das Gefühl aufhört? Das wissen sie nicht.

Arno Geiger beschreibt, wie sein Vater ihn bittet, ihn nach Hause zu bringen. Geiger verspricht es und verspricht sogar mitzukommen. Er bittet aber darum, dass der Vater warten möge, bis er mit der Arbeit fertig ist. Sie sitzen zusammen am Tisch. Geiger arbeitet. Er wartet, bis sein Vater vergisst, wohin er wollte. Dann bringt ihn die Pflegerin in aller Ruhe ins Bett.[110]

Verirrt? Gefunden! Technische Helferlein für demente Menschen auf Wanderschaft

Wenn Menschen mit Demenz still und leise die Wohnung verlassen, draußen umherwandern und nicht mehr zurückfinden, ist das für Freunde und Angehörige eine schlimme Stresssituation. Man weiß nicht, wo sie sind, wie lange sie schon weg sind, in welche Richtung sie gegangen sind – und man fragt sich: Sind sie gestürzt? Überfallen worden? Und haben sie überhaupt daran gedacht, eine Hose anzuziehen? Oder Schuhe? Es ist schrecklich. Wie oft habe ich es erlebt, dass die gesamte Nachbarschaft beim Suchen geholfen hat, die Polizei und regionale Medien. Damit Angst und Sucherei nicht ausufern, gibt es heute sehr hilfreiche technische Helfer. Die sind klein und unauffällig und funktionieren wirklich gut.

GPS-Tracker sind kleine Geräte, die zeigen, wo sich jemand gerade aufhält. In Echtzeit. Es gibt sie als Uhr, als Schlüsselanhänger, sogar in der Sohle eines Schuhs – man merkt kaum, dass sie da sind. Aber sie sind da. Und sie senden regelmäßig Signale an ein Handy oder einen Computer, damit Sie als Angehöriger sehen können: Alles gut. Oder eben: Lieber mal nachschauen.

Ein digitaler Zaun: Im Unterschied zu einfachen Ortungsgeräten für Gepäck oder Fahrräder, die es als Standardzubehör zu Ihrem Smartphone gibt und die oft nur beim Wiederfinden helfen, bieten viele GPS-Tracker für Menschen mit Demenz spezielle Funktionen wie Geofencing, Notruf und Sturzerkennung. Geofencing meint: Sie können einen Bereich festlegen – den Garten, den Straßenblock, den Lieblingsbäcker um die Ecke. Solange sich die Person mit ihrem GPS-Tracker dort aufhält, passiert gar nichts. Wenn sie diesen Bereich verlässt, bekommen Sie automatisch eine Nachricht aufs Handy.

Einige Tracker haben auch ein eingebautes Mikrofon und einen Lautsprecher, damit man direkt miteinander sprechen kann. Andere erkennen, wenn jemand stürzt. Dann gibt es noch Systeme mit einer SOS-Taste. Die Idee: Wer sich nicht mehr auskennt, drückt den Knopf und bekommt Hilfe. In der Theorie großartig – in der Praxis ist es so, dass sich Menschen mit Demenz nicht immer daran erinnern, warum sie so einen lustigen Knopf mitgenommen haben. Und dann munter darauf herumdrücken. Deshalb kann man diese Funktion bei den meisten Geräten ausschalten.

Ganz wichtig: **Ein GPS-Tracker greift in die Privatsphäre ein**. Deshalb darf man ihn nicht einfach irgendwelchen Menschen in den Schuh einbauen – selbst bei berechtigter Sorge nicht. Die betroffene Person muss einverstanden sein – oder ihr gesetzlicher Vertreter, wenn die betroffene Person nicht mehr einwilligungsfähig ist.

Pflegekassen können die Kosten für einen GPS-Tracker übernehmen. Es handelt sich schließlich um ein technisches Pflegehilfsmittel. Ob die Kosten tatsächlich übernommen werden und in welcher Höhe, prüft die Pflegekasse im Einzelfall. Immerhin geht es um genau das, was die Pflegekasse eigentlich unterstützen will: möglichst viel Selbstständigkeit und Freiheit zu ermöglichen, und das in einem sicheren Rahmen.

Was hilft, wenn sich kein Ort nach zu Hause anfühlt

- **Nicht korrigieren, sondern fühlen**: Statt zu sagen »Du bist doch zu Hause«, lieber fragen: »Wie sieht dein Zuhause aus?« oder »Erzähl mir, was du dort vermisst.«
- **Vertrautheit schaffen**: Fotos, Musik, vertraute Gerüche oder alte Gewohnheiten können helfen, das Gefühl von »zu Hause« ins Hier und Jetzt zu holen.
- **Bewegung ermöglichen**: Menschen, die aufbrechen wollen, brauchen einen sicheren Raum für Bewegung – einen Garten, einen begleiteten Spaziergang, einen kleinen Rundgang durchs Haus. Oder einen Spaziergang in Eigenregie, aber mit GPS-Tracker.

Autofahren mit Demenz? Bitte, bitte nicht.

Mittlere Spur, hoch konzentriert, konstant 90 Stundenkilometer und dahinter eine drängelnde Autokolonne – manchmal sehe ich hochbetagte Ehepaare über die Autobahn zuckeln und kann nur ein Stoßgebet zum Himmel schicken: »Hoffentlich passiert nichts.« Leider passiert doch einiges: Da findet der Senior den Weg nach Hause nicht mehr, da fährt die Oma verkehrt herum in die Einbahnstraße (»Warum? Ich fahre doch immer da lang!«), da wird die Hecke auf dem Weg zur Garage umgemäht – und man hat Glück, wenn nichts Schlimmeres passiert.

»Bist du sicher, dass du noch gut Auto fahren kannst?«

»Alles in Ordnung! Ich war immer ein guter Fahrer.«

Es ist ja auch verständlich. Autofahren bedeutet Unabhängigkeit, Freiheit, Würde. Aber gerade Demenz beeinträchtigt massiv die Fähigkeit, schnell zu reagieren, sich richtig zu orientieren und sich zu konzentrieren. Das wird im Auto schnell sehr gefährlich – vor allem für andere Verkehrsteilnehmer im Auto, aber noch mehr für Radfahrer, Fußgänger, Kinder und auch Nachbars Kater. Leider schätzen ältere und hochbetagte Menschen ihre Fahrtüchtigkeit deutlich besser ein, als sie ist. Sind sogar stolz darauf. Fahren vielleicht sogar gerne, weil es eine der wenigen Aktivitäten ist, die ihnen überhaupt noch geblieben sind.

Familie und Freunde stehen dann vor einem Dilemma: Sie wollen niemandem die Würde nehmen. Sie wollen aber auch nicht, dass ein schlimmer Unfall passiert. Auch wir Ärztinnen und Ärzte geraten in einen Konflikt: Wir unterliegen der Schweigepflicht. Wir dürfen nur eingreifen, wenn akut Gefahr droht. Sonst nicht.

Was das Navi verraten könnte

Ein Forschungsteam der Washington University in St. Louis hatte eine neue Idee:[111] Vielleicht lassen sich demente Autofahrer ja durch Navi-Daten finden? Über ein Jahr wurden 139 ältere Menschen begleitet, davon 64 mit einer präklinischen Demenz. In ihren Autos zeichnete ein GPS-Gerät jede Fahrt auf: Strecke, Tempo, Zielorte, Fahrweise. Ergebnis: Allein anhand der Fahrdaten konnten die Forscher mit rund 82 Prozent Genauigkeit erkennen, wer bereits alzheimertypische Veränderungen im Gehirn hatte. Wurden zusätzlich Alter und genetische Risikofaktoren (APOE4) einbezogen, stieg die Trefferquote auf 91 Prozent. Was besonders auffiel: Demenziell veränderte Fahrerinnen und Fahrer

- unternahmen weniger nächtliche Fahrten,
- waren in kleineren Bewegungsradien unterwegs,
- neigten zu abrupteren Brems- und Beschleunigungsvorgängen.

Zwar gibt es noch keine spezielle App zur Erkennung demenzbedingter Veränderungen des Fahrverhaltens – aber auf diese drei Punkte können Sie auch als Angehörige schauen. Und

Organisationen wie der ADAC bieten Fahr-Fitness-Checks an. Diese beinhalten praktische Fahrversuche und können helfen, die Fahreignung älterer Menschen einzuschätzen. Es gibt auch die Möglichkeit einer »Fahrprobe« mit professionellen Fahrlehrern – die aber wohl die wenigsten Älteren und Hochbetagten absolvieren würden. Wer setzt sich schon freiwillig einer ohnehin stressigen Prüfungssituation aus, wenn er danach mit hoher Wahrscheinlichkeit seinen Führerschein abgeben muss?

Was also tun, wenn es wirklich zu gefährlich wird? Oft hilft eine Notlüge: Der Schlüssel ist weg. Die Bremse ist kaputt. Die Werkstatt hat noch nicht angerufen, das Auto steht immer noch dort. Schließlich geht es nicht darum, jemandem sein geliebtes Auto wegzunehmen. Es geht darum, dass das Nachbarskind nicht überfahren wird.

Was hilft, wenn Fahren zur Gefahr wird

- **Konkrete Konfrontation**: Konkrete Hinweise auf Vorfälle wie Schrammen, Knöllchen wegen übersehener roter Ampeln oder Orientierungslosigkeit wirken überzeugender als allgemeine Predigten (»Menschen in deinem Alter …«).
- **Alternativen organisieren**: Busfahren üben, Taxi-App installieren und anwenden üben und für Menschen, die immer schon »unbedingt abgeholt werden müssen«, eine Alternative organisieren.
- **Kreative Lösungen finden**: Wenn Einsicht nicht möglich ist, helfen nur noch Notlügen: »Das Auto springt nicht mehr an.« Sicherlich kennen Sie jemanden, der dafür sorgen kann, dass es wirklich nicht mehr anspringt …

Nudeln in der Zitruspresse: Wie sich demenziell veränderte Menschen organisieren

Eines Tages fand ich meine Großmama vor ihrem Sekretär, wie sie schimpfend mit ihrem Stock im untersten Fach herumstocherte und mir wortreich erklärte, dass sie eine bestimmte Akte suche, die sie nirgends finden könne und die ganz bestimmt ganz unten, ganz hinten im Aktenfach sein müsse. Die gesuchte Akte lag zwar direkt vor ihr auf dem Schreibtisch, das sah ich gleich. Aber für sie war klar: Das konnte nicht die richtige sein. Nein, die richtige musste da unten liegen. Je länger die Suche dauerte, desto nervöser wurde sie. Und desto wütender.

Ich habe (im Herzen vielleicht immer noch der kleine Dietrich, der sich als Kind so vor ihr gefürchtet hatte) also nicht widersprochen. Ich habe überlegt, wie ich sie aus ihrer Wut herausholen könnte, und bin dann schlicht und ergreifend in ihr kleines Theaterstück eingestiegen. Habe also gemeinsam mit ihr gesucht, über die Unordnung geschimpft, habe demonstrativ im unteren Fach herumgekramt, bin halb hineingekrochen in dieses Fach – und habe schließlich dramatisch eine Akte gefunden und nach oben gereicht. Irgendeine. Sie hatte ohnehin vergessen, was genau sie suchte, und war über den Fund erleichtert. »Da ist sie ja!«

Wut mit noch mehr Wut zu beantworten, hilft nicht. Besser ist es, die Emotion aufzufangen und mitzuspielen wie in einem Comedy-Sketch, den man eben gemeinsam bis zur Schlusspointe aufführt. Und dann ist das Thema erledigt.

Im Kühlschrank eines Menschen mit Demenz sind viele Dinge, die in Ihrem Kühlschrank eher nicht lagern: Schlüssel. Schuhe. Gesangbuch für die Sonntagsmesse. In der Logik eines Menschen mit Demenz ist das genau richtig so: Der Kühlschrank steht zentral in der Küche, ist leicht zu erreichen – und beleuchtet freundlich seinen Inhalt, sobald die Tür aufgeht. Praktischer geht es kaum.

Manchmal entdeckt man darin auch gut verpackte Essensreste: Kuchenstücke, verstaut in einem Blumentopf. Übrig gebliebene Nudeln, abgefüllt in einer Zitruspresse. Was soll's? Gefäß ist Gefäß. Tür zu. Alles in Ordnung.

Sehen Sie das Chaos doch mal als Kunst

Klar: Wenn Menschen mit Demenz anfangen, Nudeln in Zitruspressen zu stopfen oder den Fernseher mit einem Feuerzeug bedienen wollen, wirkt das auf den ersten Blick verrückt. Tatsächlich zeigt sich hier etwas ganz Typisches: Störungen der *exekutiven Funktionen*. Dazu gehören die Fähigkeit, Informationen vernünftig auszuwerten, Probleme zu lösen und Impulse zu kontrollieren – also genau das, was uns den Alltag bewältigen lässt.[112] Fallen diese Funktionen aus, wird der Sinn bestimmter Gegenstände unklar. Dann werden die Bratkartoffeln mit dem Schneebesen gewendet (in der Fachsprache: »unangemessener Gebrauch von Werkzeugen«) und die Unterhose über die Jeans gezogen (»inkonsistente Handlungsabläufe«). Besonders gravierend wird es, wenn dann noch Apathie hinzukommt: eine Art innerer Stillstand. Dann werden nicht einmal mehr Plastikblumen gegossen, dann passiert überhaupt nichts mehr.

Ich sehe es so: Menschen mit Demenz organisieren sich auf ihre eigene Weise. Manchmal herrlich schräg. Wenn wir das nicht als Fehler sehen, sondern als Ausdruck ihrer veränderten neurologischen Welt, wird aus dem scheinbaren Chaos oft ein kleines Werk, das genauso gut in einem Museum für moderne Kunst stehen könnte.

Was hilft, wenn der Sinn der Dinge verschwindet

- **Mitspielen statt korrigieren.** Ob Blumentopf oder Zitruspresse – Hauptsache, der Plan geht auf. Begleiten Sie den Moment, nicht den Irrtum.

- **Anspannung rausnehmen.** Statt zu erklären, lieber gemeinsam suchen, gemeinsam lachen. Ein kleiner Scherz entspannt oft mehr als jede Richtigstellung.
- **Das Ungewöhnliche als Schatz sehen.** Wer genau hinschaut, entdeckt hinter der schrägen Ordnung eine eigenwillige Kreativität. Wenn man ganz genau hinschaut, ist vielleicht gar nicht nur der demente Mensch verrückt – vielleicht ist es auch unsere Konsumwelt, die so viele irrsinnig verschiedene Gegenstände in die Welt gesetzt hat, dass man ganz durcheinanderkommt.

»Die Frau heißt blauer Fleck!«: Verstehen, auch wenn die Worte purzeln

»Wie heißt die Frau noch mal?« Die alte Dame runzelt die Stirn, ihre Hände tasten suchend auf dem Tisch.

»Die Frau …«, sie hält inne, sucht angestrengt nach dem Wort, das auf der Zunge liegt. Dann strahlt sie plötzlich: »Die heißt blauer Fleck!«

Blauer Fleck? Versteht sie etwas falsch? Ist sie verwirrt? Wenn man genau hinhört und dann weiter nach dem sucht, was gemeint ist, dann ist »blauer Fleck« verblüffend nah dran. Die Dame suchte tatsächlich nach dem Namen »Bernadette«. Und wer die beiden Begriffe einmal langsam ausspricht, merkt: *Bernadette – blauer Fleck*. Das hat einen ähnlichen Klang.

Gleiches Pflegeheim, andere Szene: »Gib mir mal die weiche Schnurre da!« Ein älterer Herr zeigt auf den Stuhl, dann auf den Boden, dann auf die Fensterbank. Äh … was möchte er bloß haben? Irgendwann macht es klick: Er meint die Katze! Das Gefühl, wenn man sie streichelt, ist ihm geblieben: weich. Wie sich die Katze anhört, wenn man sie streichelt, auch das ist ihm geblieben: Sie schnurrt. Und wenn man es sich ganz genau überlegt, ist »weiche Schnurre« doch ein viel schöneres Wort als »Katze« …

Mit den Worten verschwinden die Konzepte

Was im Falle der »Bernadette« passiert ist, die sich in einen »blauen Fleck« verwandelt hat, kann man mit *phonematischer Paraphasie* beschreiben, also einem »Wortverrutscher«, bei dem ein ähnlicher Klang den eigentlich gesuchten Begriff ersetzt.[113] Daneben gibt es *semantische Paraphasien*, bei denen ein Wort durch ein inhaltlich verwandtes Wort ersetzt wird: »Halt mal das Regal« statt »Halt mal das Tablett«.

Wenn sich eine *semantische Demenz* entwickelt, dann vertauschen sich Worte, alles purzelt durcheinander, vieles wird einfach neu erfunden – oft so treffend und charmant, dass man sich das Lachen verkneifen muss. Was meinen Sie, könnte ein »elektrischer Anlüger« sein? (Ein Fernseher.) Eine »Essbrille«? (Eine Brezel.) Ein »Schaumator«? (Eine Zahnbürste.)[114]

Die Störung betrifft übrigens nicht nur das Sprechen. Auch beim Erkennen von Bildern, Geräuschen oder Gerüchen zeigen sich Lücken. Das ist spannend: **Wenn sich eine Demenz in diese Richtung entwickelt, ist nicht nur »die Sprache« gestört, sondern das konzeptionelle Wissen insgesamt**. Gemeint ist die Fähigkeit, Dinge gedanklich zu ordnen und sie zu Kategorien zusammenzufassen. Das ist oft erst einmal witzig (wenn etwa die Kaffeetasse in einen Blumenuntersetzer gestellt wird), das kann aber auch gefährlich werden (wenn im Garten grüne Blätter geerntet werden, die aber kein Salat sind, sondern etwas Ungenießbares). Dass es sich nicht um eine reine Sprachstörung handelt, zeigt auch der Blick ins Gehirn: Der Abbau betrifft vor allem die vorderen und unteren Bereiche des Schläfenlappens – nicht die klassischen Sprachzentren.

Wichtig zu wissen: Auch wenn Menschen mit Demenz das, was wir sagen, nur noch schwer verstehen können – Mimik, Klang und Lachen kommen noch lange in ihren Herzen an. »Und wenn ich sterbe«, hatte Bernadettes Bekannte noch gesagt, »dann komme ich endlich zum lieben Doc.« Ja, und dann wissen Sie nicht, ob Sie jetzt lachen sollen oder weinen, oder beides.

Zwei Tipps, wenn Begriffe verschwimmen

- **Nicht auf das fehlende Wort fokussieren.** Versuchen Sie zu verstehen, was die Person ausdrücken möchte – nicht, wie genau sie es sagt. Spüren Sie dem Klang nach. Oder versuchen Sie, über Kontexte langsam zum Gemeinten zu kommen.
- **Geduld für Umwege.** Manchmal führt ein anderer Weg trotzdem ans Ziel. Mit »weich« kann eine Katze gemeint sein, aber auch ein gemütlicher Winterabend.

»Ich bin so traurig …« Was noch gesagt sein will

»Ich kann nicht mehr schreiben«, sagt die Mutter. »Das macht mich traurig.«

»Ich weiß, wie schön deine Handschrift war. Wunderschön. Ich konnte nie so schön schreiben«, sagt die Tochter. »Ich habe deine Handschrift bewundert. Ich kann bezeugen, wie schön du geschrieben hast.«

»Dann«, antwortet die Mutter, »dann laufe ich jetzt immer hinter dir her.«

Diese kleine Szene im Pflegeheim hat mich berührt. Dass der demente Mensch, der um seine verlorenen Fähigkeiten trauert, sich die Nähe eines Menschen wünscht, der Zeugnis ablegen kann: Die Fähigkeit war da. Ich weiß es. Sie konnte es.

»Ich bin so traurig …« meint vieles auf einmal: Erinnerungen, Verluste, Einsamkeit, die schmerzliche Erfahrung, sich selbst nicht mehr verlässlich in der Welt verorten zu können. Es meint, das eigene Können, das eigene Sein immer mehr zu verlieren. Es ist ein Gefühl innerer Not, oft verstärkt durch den Verlust der Rolle, die man in der Familie, im Beruf, in der Gesellschaft gespielt hat. Besonders schlimm ist dieser Verlust für Menschen, die ihre Identität hauptsächlich über ihren Status definiert haben. Die also niemals erfahren haben, dass ihnen auch als Mensch einfach so Wert, Würde und Respekt zustehen. Das ist es doch eigentlich, was traurig ist …

Achtung, Apathie!

Wenn zur Traurigkeit noch Apathie hinzukommt – also Antriebslosigkeit, sozialer Rückzug und manchmal auch körperliche Beschwerden wie Schlaf- oder Essstörungen –, ist besondere Aufmerksamkeit geboten. Studien zeigen, dass sowohl Apathie als auch depressive Symptome wie Rückzug und Antriebslosigkeit mit einem schnelleren kognitiven Abbau und einem früheren Verlust von Alltagsfähigkeiten einhergehen. Besonders kritisch ist es, wenn beide Symptome zusammen auftreten – dann schreitet die Erkrankung oft noch schneller voran.

Gut zu wissen: Seelisches Leiden äußert sich bei Menschen mit Demenz oft ziemlich diffus. Zum Beispiel als »Unwohlsein« oder auch in lapidaren Sätzen (»Alles blöd, blöd, blöd!«), auf die wir oft spontan reagieren wie auf ein kleines Kind, das hingefallen ist: »Ist nicht so schlimm. Ist gleich wieder gut.« Aber »Heile, heile Gänschen« hilft hier nicht weiter. Hier wird nichts wieder gut. Das ertragen wir Gesunden oft nur schlecht. In unserer Welt der Selbstoptimierung ist kein Platz für Trauer, für Verluste; vor allem für Verluste, für die es keinen Trost gibt. Deshalb ist es für uns eine so große Herausforderung, den dementen Menschen in seiner Trauer zu begleiten. Katrin Seyfert schreibt in ihrem Buch *Lückenleben*: »Trösten kann nur, wer eine Haltung hat. Trösten heißt, das Anlehnen erlauben. Und trösten heißt heilen, auch wenn man nicht gesundet.«[115]

Es wird nicht besser. Das ist kaum auszuhalten. Und es ist eine Chance, selbst Abstand vom Höher-Schneller-Weiter zu gewinnen. Und sich mehr dafür zu öffnen, was gerade passiert. Hier. Zwischen uns Menschen. Im Leben.

Drei Tipps, wenn dunkle Trauerwolken durchs Zimmer ziehen

- **Nicht relativieren**: Nehmen Sie die Traurigkeit ernst, ohne sie kleiner zu machen oder zu erklären, warum es doch »gar nicht so schlimm« sei.
- **Gefühle spiegeln**: Sagen Sie ruhig: »Das klingt traurig.« Oder: »Ich sehe, dass es dir wehtut.« Dadurch entsteht Nähe, auch ohne viele Worte.
- **Die Trauer gemeinsam aushalten**: Manchmal braucht es keine Antwort und kein Gespräch. Manchmal reicht es, einfach da zu sein und gemeinsam auszuhalten, was schwer ist.

»Rätsel sind so doof.« Kognitives Training hat Grenzen

»Am besten lernt sie jetzt ein Instrument«, sagt die Schwester. »Sudoku hilft! Hab ich im Fernsehen gesehen«, sagt die Nachbarin. Die Freundin bringt ein 1000-Teile-Puzzle. Danke, danke, danke. Das ist alles gut gemeint. Aber das hilft alles wenig, wenn jemand vergessen hat, wozu eine Gabel gut ist.

So sinnvoll Gehirntraining grundsätzlich sein kann, vor allem in der Prävention: Kognitives Training hat Grenzen, besonders dann, wenn die Demenz bereits spürbar fortgeschritten ist. Das zeigte eine gut gemachte Studie aus Finnland (FINCOG-Studie) mit 147 Teilnehmenden. Nach einem zwölfwöchigen kognitiven Training bei Menschen mit milder bis moderater Demenz ergaben sich *keine* signifikanten Verbesserungen in Aufmerksamkeit, Gedächtnis, exekutiven Funktionen oder Lebensqualität im Vergleich zur Kontrollgruppe. Auch neun Monate nach Ende der Intervention zeigten sich keine anhaltenden Effekte.[116]

Puzzeln, Wortspiele, Memory: Wenn's Spaß macht, dann gerne

Trotz der ernüchternden Studienergebnisse zeigt die Praxis: Ergotherapie kann eine gute Idee sein. Wenn Sie also einen netten Profi gefunden haben, der vielleicht sogar Hausbesuche macht, und *dies der Patientin oder dem Patienten Freude macht* – bitte unbedingt weitermachen. Vor allem individuell abgestimmte Kombinationen aus Übungen für den Kopf und für die Hände können sich positiv auf das Gedächtnis, den Antrieb und die Stimmung auswirken. Das gilt vor allem für Menschen mit leichter Demenz und besonders, wenn die Aktivierung in einer Gruppe stattfindet.[117] Für viele Menschen mit Demenz und auch für ihre Partnerinnen oder Partner ist es auch einfach schön, wenn einmal pro Woche jemand kommt, der ein wenig gute Laune verbreitet. Auch das hilft allen Beteiligten, die Demenz gemeinsam zu tragen. Also: **Ihr Hausarzt kann Ihnen eine auf Demenz zugeschnittene Ergotherapie verschreiben**. Fragen Sie doch mal nach.

Abgesehen von Ergotherapie – was heißt das alles nun für zu Hause? Sollte man nun Puzzles legen, soll man lesen, schreiben, rechnen üben? Oder nicht? Ich meine: Nicht jeder Mensch mit Demenz mag Rechenaufgaben oder Wortspiele. Und nicht jeder profitiert gleich. Wenn jemand sagt: »*Rätsel sind doof*«, dann muss das keine mangelnde Kooperationsbereitschaft sein oder Faulheit. Vielleicht ist es der Wunsch, die Zeit nicht mit »Kinderspielen« zu verschwenden, sondern lieber etwas »Nützliches« zu tun. Blumen gießen, Kartoffeln schälen – »Und dann hatte ich mir doch dringend vorgenommen zu fegen.« Und wer weiß? Vielleicht ist ein Lied, ein gemeinsamer Apfelkuchen oder ein Spaziergang mit einem lieben Hund wirksamer als schon wieder *Memory*.

Flexibilität ist wichtiger als Perfektion

- **Freude statt Frust:** Wählen Sie Aufgaben, die Spaß machen und Erfolgserlebnisse ermöglichen – nicht alles, was »förderlich« klingt, fühlt sich auch gut an.
- **Anpassen statt überfordern:** Stimmen Sie die Übungen auf die aktuelle Tagesform ab. Heute ein Lied erraten, morgen gemeinsam Fotos anschauen – Flexibilität ist wichtiger als Perfektion.
- **Erlebnisse statt Rätsel:** Wenn Trockenübungen wie Schreiben oder Puzzeln auf Ablehnung stoßen, greifen Sie zu »richtigen« Aufgaben: Karotten schälen, Wäsche falten, die Küche fegen. Singen oder alte Geschichten erzählen trainiert ebenso das Gehirn – und macht das Herz leichter. Basteln kann ältere Menschen überfordern, langweilen oder nerven, vielleicht haben sie aber Freude daran, Ihnen dabei zuzuschauen (bitte nur, wenn Sie selbst Freude daran haben).

Apps für mehr Hirnfitness

In Deutschland gibt es mehrere empfehlenswerte Apps, die speziell für Menschen mit Demenz entwickelt wurden und kognitives Training unterstützen.

- Eine davon ist **NeuroNation MED**. Diese App basiert auf wissenschaftlich fundiertem, personalisiertem Gehirntraining und ist als CE-zertifiziertes Medizinprodukt anerkannt. Sie ist im DiGA-Verzeichnis des Bundesinstituts für Arzneimittel und Medizinprodukte (BfArM) gelistet und kann von deutschen Krankenkassen auf Rezept erstattet werden.
- Eine weitere interessante Option ist **Auguste**, eine Spiele-App, die Erinnerungen anregt und soziale Interaktion fördert. Besonders schön ist, dass persönliche Fotos hochgeladen und in die Spiele integriert werden können. Entwickelt wurde die App am Helios Klinikum Hildesheim.
- Die App **memodio** richtet sich an Menschen, die Demenz vorbeugen

möchten oder frühzeitig Unterstützung suchen. Sie kombiniert kognitives Training mit Bewegung, Ernährung und sozialer Teilhabe und bietet individuell zugeschnittene Trainingspläne. Memodio ist ebenfalls CE-zertifiziert. Fragen Sie bei Ihrer Krankenkasse nach einer Erstattung der Kosten.

- Eine weitere Möglichkeit bietet **myReha**, eine App, die ursprünglich für neurologische Rehabilitation entwickelt wurde (zum Beispiel bei Aphasie oder Schlaganfall) und auch Menschen mit Demenz unterstützen kann. Sie bietet 35 000 interaktive Übungen aus den Bereichen Sprache, Gedächtnis, Wahrnehmung und Alltagsfähigkeiten – und sie passt sich an die aktuellen Fähigkeiten des Nutzers an.
- Schließlich gibt es noch die **NeuroNation**-App, eine der bekanntesten Gehirnjogging-Apps in Deutschland. Sie bietet eine große Auswahl an Denksportaufgaben, die individuell angepasst werden können. Die App wurde mit dem AOK-Leonardo-Förderpreis für digitale Prävention ausgezeichnet.

»Und dann gehe ich mit Schwung in die Erde.« Todessehnsucht und Glaube

»*Und dann gehe ich mit Schwung in die Erde*«, sagt die Mutter. Der Sohn lächelt vorsichtig. Schluckt. Was tun, wenn die Mutter zwar wunderbar betreut ist, aber nichts lieber will als sterben? Was tun mit der Todessehnsucht eines Menschen, der an Demenz erkrankt ist, sogar schwer erkrankt ist, aber in hellen Momenten noch versteht und darüber seinen Lebenswillen verloren hat?

Der Wunsch nach Spiritualität, die Sehnsucht nach einem »lieben Gott«, können im hohen Alter und trotz kognitiver Veränderungen sehr lebendig sein und werden manchmal gerade dann drängend, wenn Sprache, Logik und Alltagskontrolle verschwinden. Leider kommen auf spirituelle Fragen oft nur wenige Antworten – oder gar keine.

In einer groß angelegten niederländischen Studie zur Sterbebegleitung bei Demenz gaben Ärztinnen und Ärzte an, dass die spirituelle Betreuung am Lebensende nur bei rund 20 Prozent der demenzkranken Menschen stattfindet – obwohl der Glaube oder die Spiritualität bei fast allen Beteiligten als bedeutend empfunden wurde, sowohl von Betroffenen als auch von ihren Angehörigen. Die spirituellen Bedürfnisse – das Bedürfnis nach Trost, nach Sinn, nach Begleitung auf dem letzten Weg – sind also da. Aber sie werden oft übersehen.[118]

Eine Hoffnung, eine Perspektive

Spiritualität bei Menschen mit Demenz verschwindet also nicht – sie verändert sich. Manchmal überlagern sich Erinnerungen und Glaubensbilder: Der »liebe Gott« und der »liebe Großvater« werden eins. Der Bauernhof der Kindheit verschmilzt mit der Vorstellung vom Himmel.

Der Glaube kann helfen, in dieser schwierigen Zeit zu trösten. »Nie tiefer zu fallen als in Gottes Hand«, ganz gleich, was passiert. Diese Vorstellung hilft vielen Menschen. Vielen auch nicht. Das macht nichts. Jetzt geht es nicht darum, über Religion zu streiten. Nicht darum, den »richtigen« Glauben zu erklären. Was zählt, ist das Gefühl: dass der Mensch sich gehalten fühlt.

»Ich gehe mit Schwung in die Erde« – dieser Satz ist für den Sohn eine Konfrontation mit dem nahen Tod der Mutter. Für die Mutter selbst aber eine Hoffnung. Warum sollte man ihr diese Hoffnung nehmen? Teilen wir sie doch – ganz gleich, ob und was wir selbst glauben oder nicht.

»Ich bin tot«

Noch ein Punkt, weil er so wichtig ist. Es kann passieren, dass Ihnen ein demenzkranker Mensch im Vertrauen verrät: »Ich bin tot.« Er glaubt dann tatsächlich, er sei bereits verstorben. Oder Teile seines Körpers seien abgestorben. Oder die ganze Welt existiere eigentlich gar nicht mehr. Das kommt bei Menschen mit Demenz selten vor – aber es kommt vor. Diese Wahnvorstellung nennt sich »Cotard-Syndrom«; es kann bei schweren Depressionen auftreten, bei Psychosen und eben auch bei schwerer Demenz. Dieser Zustand ist hochgefährlich, weil er mit einem hohen Risiko für Selbstgefährdung verbunden ist. (Wer sich selbst für tot hält und die Welt für verschwunden, geht jedes Risiko ein.) Bitte tun Sie den Satz »Ich bin tot« also nicht als normale »Altersverwirrung« ab. Sprechen Sie dringend mit Profis aus der Medizin, Psychologie oder Psychiatrie.[119]

Drei Tipps, um spirituelle Begleitung am Lebensende zu ermöglichen

- **Reden hilft**: Es lohnt sich, über die großen Themen zu sprechen, solange ein Mensch noch sprechen kann. Was war im Leben immer wichtig? Was gab Kraft?
- **Auch die Seele braucht Pflege**: Es muss ja nicht gleich ein Kirchenlied sein. Vielleicht ist es ein alter Song, ein Spruch, das Tischgebet von früher, ein Kreuz an der Wand, Buddha auf dem Tisch oder der Wimpel vom besten Fußballverein der Welt. Manchmal steckt in solchen kleinen Dingen mehr Trost, als man denkt.
- **Tun Sie es gemeinsam**: In vielen Familien gibt es jemanden, der spürt, was »geistlich« gebraucht wird. »Spirituell«. Auch wenn Ihnen das alles fremd ist: Hören Sie zu. Und vertrauen Sie darauf: Oft sind es gerade diese Dinge, die am Ende sehr hilfreich sind – weil sie das Leben *für Sie* leichter machen.

V

HERAUSFORDERUNGEN IN DER KLINIK, IM HEIM UND ZU HAUSE

»Herr Doktor, da mache ich nicht mit«

Haben Sie schon einmal versucht, einem Menschen mit Demenz eine Tablette zu geben? Man weiß nie, was passiert: Vielleicht wird die Pille misstrauisch beäugt, vielleicht ausgespuckt, vielleicht schweigend vom Tisch geschubst. Vielleicht folgt auch ein Hustenanfall, ein Wutanfall oder eine Belehrung: »Pillen habe ich nie genommen. Jetzt fange ich auch nicht mehr damit an.« Demenz ist immer auch eine Herausforderung für die Profis in Pflegeheimen, Kliniken und Hausarztpraxen.

Vieles, was sich bei Menschen ohne Demenz relativ leicht diagnostizieren lässt, wird bei Demenzkranken zum Suchspiel: Wie erkennt man Schmerzen, wenn sie nicht eindeutig benannt werden können? Wie bemerkt man einen Infekt, wenn statt Fieber oder Husten eher Verwirrtheit, Aggressivität oder ein allgemeiner »Abbau« auftreten?

Auch die elementarsten Dinge werden zur Gratwanderung: Essen und Trinken. Essen wird verweigert, weil die Lieblingsspeise plötzlich »stinkt« – oder einfach der Appetit fehlt. Trinken ist ohne Tricks und Hilfsmittel kaum mehr möglich, weil sich der Demenzkranke bei jedem Schluck verschluckt. Stürze passieren und werden vergessen. Mit der frisch operierten Hüfte wird versucht, aus dem Krankenbett zu krabbeln. Zähne- und Gebissputzen wird zur Verhandlungssache (»Gebiss? Habe ich nicht.«). Und Inkontinenz? Wird geleugnet, auch wenn die Beweislage eindeutig ist (»*Sie* haben mich nass gemacht!«).

Um all diese Stolpersteine im Alltag mit Demenzkranken geht es in diesem Kapitel – und darum, wie wir sie erkennen, verstehen und ihnen einfühlsam begegnen können. Denn eines ist sicher: Wenn sonst nichts mehr hilft, dann hilft immer noch Gelassenheit. Und mindestens 100 Milligramm Humor – morgens, mittags und zur Nacht.

Ist es nun Demenz? Oder noch nicht?

Besteht der Verdacht auf eine Demenz, beginnt in der Medizin die Spurensuche. Denn nicht jede Verwirrtheit im Alter ist gleich eine Demenz. Auch Herzschwäche, Diabetes, Parkinson, ein überstandener Schlaganfall oder sogar ein Tumor können die geistige Leistungsfähigkeit beeinträchtigen. Deshalb gehört eine Untersuchung des Kopfes mit CT oder MRT zur Routine. So lässt sich feststellen, ob das Gehirn bereits geschrumpft ist (sogenannte Atrophie), ob es unbemerkte Schlaganfälle gegeben hat oder ob sich Flüssigkeit im Schädelraum angesammelt hat. Auch das Blut wird untersucht: Funktioniert die Schilddrüse? Liegt eine Anämie oder eine Infektion vor? Ist vielleicht ein Medikament falsch dosiert? Ein Elektrokardiogramm (EKG) wirft einen Blick auf das Herz, und eine Röntgenaufnahme des Brustkorbs zeigt, ob Herz oder Lunge unbemerkt erkrankt sind.

Aber – und das ist wichtig – alle diese Untersuchungen dienen in erster Linie dazu, andere Ursachen für die geistige Veränderung auszuschließen. Wenn aber schon alles klar ist, wenn das Bild eindeutig ist und die Demenz sicher feststeht, dann sollte man sich gut überlegen, ob man einen alten, verwirrten Menschen wirklich noch in die enge, dröhnende Röhre eines Kernspintomografen schiebt. Denn wenn keine Therapie mehr geplant ist, wenn es nicht mehr um einen Eingriff, eine Operation oder eine genaue Verlaufsdiagnostik geht, dann ist der Nutzen solcher Untersuchungen oft fraglich. Man macht es dann nicht mehr für den Menschen – sondern um sagen zu können: »Ich habe wirklich alles getan!« Macht man es letztendlich also für sich selbst? Oder für die vermeintliche Vollständigkeit des Papierkrams? Bitte gut überlegen, ob es das wert ist.

Was der »Uhrentest« zeigt – und was nicht

Jede Prüfung ist Stress. Je älter wir werden, desto stressiger werden die Prüfungen. Das ist einfach so. Und wenn wir dann noch in einer Vergesslichkeitsphase sind, dann führt dieser Stress letztendlich dazu, dass wir gerade bei einem Demenztest so nervös werden, dass wir alles falsch beantworten. Ich habe das bei einer 80-jährigen Patientin von mir erlebt. Sie erzählte mir, dass sie im Krankenhaus war und so einen Test absolvieren musste. »Das können Sie sich gar nicht vorstellen«, sagte sie, »ich musste plötzlich die Uhrzeiger so malen, dass sie auf zehn nach elf stehen. Ganz einfach, dachte ich. Aber dann habe ich mir vor Aufregung fast in die Hose gemacht. Ich habe es nicht geschafft!« Sie war immer noch empört. Ich meine: zu Recht.

Der **Uhrentest** ist der einfachste psychometrische Demenztest. Bei einigen Varianten muss der Proband das Zifferblatt der Uhr selbst zeichnen und eine vorgegebene Uhrzeit skizzieren. Bei anderen wird ein fertiges Zifferblatt vorgelegt, auf dem eine Uhrzeit eingetragen werden soll. Der Demenz-Uhrentest sagt viel über eine Person aus. Etwa, wie gut oder ob sie überhaupt Anleitungen versteht; ob sie planvoll vorgehen kann; ob sie sich komplexe Muster vorstellen und diese dann auch noch aufzeichnen kann.

Weil er so einfach ist, wird der Uhrentest häufig von Ärzten, aber auch von Angehörigen durchgeführt. Er eignet sich tatsächlich gut, um einen ersten Eindruck zu gewinnen, wenn die Frage auftaucht: »Schon dement? Oder noch nicht?« Er kann aber auch entsetzliche Ängste auslösen.

Ich verstehe das gut: Da werden alte Erinnerungen an die schrecklichen Mathearbeiten wieder wach. Da kommt vielleicht die Angst wieder hoch, ob man den Schulabschluss schafft (und dann wie geplant ins Berufsleben starten kann) oder ob man durchfällt (und dann in eine soziale Schieflage gerät). Und da blitzen mögliche Zukünfte auf: Werde ich noch ernst genommen? Werde ich entmündigt? In ein Heim abgeschoben?

Als mir die ältere Dame von ihrem Erlebnis erzählte, wurde mir klar, wie absurd manche Testverfahren sind. Oder anders gesagt: Wie wichtig es ist, Menschen in Ruhe auf einen solchen Test vorzubereiten. Vor allem, wenn die Testergebnisse über seine Zukunft entscheiden.

Wann der DemTec-Test passt – und wann nicht

In Hausarztpraxen ist der **DemTec-Test** zur Früherkennung kognitiver Einschränkungen weitverbreitet. Ich erzähle Ihnen, was in meinem Bekanntenkreis passiert ist – es klingt grotesk, aber es ist genau so abgelaufen.

Die Tochter geht also mit ihrer Mutter zur Hausärztin, weil sie sich sicher ist, dass ihre Mutter an Demenz erkrankt ist, und nun nach einer Möglichkeit sucht, diese Krankheit irgendwie in das medizinische System »einzuspeisen« – damit die Ärztin weiß, woran sie ist. Aber auch sie selbst. Und damit die Mutter die richtige Hilfe bekommt. Sie schiebt die Mutter durch die Tür in den Behandlungsraum. Da sitzt sie mit ihr erst einmal zehn Minuten herum. Nichts passiert. Plötzlich schwingt die Tür auf, und eine Arzthelferin kommt herein (nicht die erwartete Hausärztin).

»Guten Tag!«, ruft sie ziemlich laut und sagt dann ganz langsam: »Schön, dass Sie zum Demenztest kommen.« Die Mutter lächelt verlegen. Sie senkt den Blick. Schwer zu sagen, ob da eine Scham in ihr hochkommt oder die blanke Wut.

»Dann legen wir mal los – ich sage Ihnen zehn Worte, und Sie wiederholen so viele wie möglich davon: Teller – Hund – Lampe – Brief – Apfel – Hose – Tisch – Wiese – Glas – Baum.«

»Wie bitte?«

»Welche Worte von denen, die ich gerade gesagt habe, fallen Ihnen noch ein?«

»Hund, Hose, Baum?«

»Mehr nicht?«

»Bitte?«

Die Arzthelferin zeigt eine Ziffer: 219. »Schreiben Sie diese Zahl als Wort aus.«

Die Mutter nimmt den Stift, ihre Hand zittert. Die Aufregung treibt ihr rote Flecken ins Gesicht. Die Tochter versucht, die Situation zu entspannen, macht Scherze. Die Mutter findet dieses Verhalten während ihrer »Prüfung« unpassend, die roten Flecken auf ihrem Gesicht und Hals werden mehr. Sie schreibt: »Zweizehnneun.«

»Nun sehen Sie hier das Wort sechshunderteinundachtzig. Wie schreibt man das als Ziffer?«

Die Mutter zittert. Sie schreibt: 618.

»Übrigens, was kaufen Sie im Supermarkt?«

»Bitte?«

»Wenn Sie einkaufen gehen, was kaufen Sie dann?«

»Schuhe?«

Und so geht es immer weiter. Die Mutter wird auf ihrem Stuhl immer kleiner. Sie, die einmal eine tolle Schülerin war. Die eine wunderbare Lehrerin war. Nun scheitert sie an einem »Idiotentest« beim Hausarzt. Tief beschämt verlässt sie die Hausarztpraxis, sie lässt sich an diesem und auch an den nächsten Tagen nicht aufheitern. Sie hatte nichts »falsch« gemacht. Sie hatte lediglich einen Test absolviert, auf den sie in keiner Weise vorbereitet war und der für sie auch nicht passte, weil er eben nur für das Frühstadium der Demenz geeignet war – und das hatte sie längst hinter sich.

Alle Tests kommen mit Risiken und Nebenwirkungen

Verstehen Sie mich nicht falsch. Demenztests haben ihre Daseinsberechtigung. Es gibt noch viele andere Varianten, zum Beispiel den sehr verbreiteten **Mini-Mental-Status-Test (MMST)**, bei dem man wissen muss, in welchem Bundesland man sich gerade befindet, wie viel 79 minus 7 ergibt und Fünfecke zeichnen muss.

Aber: All diese Tests können auch nach hinten losgehen. Es kann nämlich passieren, dass jemand, nur weil er Prüfungsangst hat und vielleicht auch noch Angst vor Ärzten im weißen Kittel, bei einem solchen Test »durchfällt« und dann als dement abgestempelt wird. Das kratzt am Selbstwertgefühl, das treibt in den Rückzug. Das nimmt auch den Mut, weiter allein zur Bank zu gehen, weiter allein in den Urlaub zu fahren – obwohl das alles noch ginge!

Im schlimmsten Fall wird ein Mensch, der noch nicht wirklich dement ist, in ein Pflegeheim für Demenzkranke gesteckt. Statt dass er weiterhin gemütlich zu Hause wohnen kann, vielleicht regelmäßig Besuch von der Ergotherapeutin bekommt, vielleicht vom Pflegedienst, vielleicht von einer Haushaltshilfe – all das wird in Deutschland von den Kranken- und Pflegekassen finanziert! Man muss es nur wissen und dann auch einfordern.

Die Sache mit dem »Pflegegrad« …

Ich erinnere mich noch genau an den Tag, als meine Mutter den Besuch des »Medizinischen Dienstes« erwartete, der ihren Pflegegrad einschätzen sollte – die Grundlage für den Geldbetrag, den die Pflegekasse dann jeden Monat zur Unterstützung zahlt. Also eigentlich.

Wir hatten uns zusammengesetzt, wir hatten gesprochen, wir hatten geübt – in aller Ruhe. Meine Mutter war zu diesem Zeitpunkt schon ziemlich vergesslich. Gutmütig wie eh und je, aber eben nicht mehr ganz so klar im Kopf. Als der Besuch dann tatsächlich kam, tat sie so, als wäre sie der Inbegriff von Gesundheit, Vernunft und Sonnengemüt.

Die Sachbearbeiterin stellte sich freundlich vor, und meine Mutter auch, ganz selbstverständlich, als wäre es das Normalste der Welt:

»Guten Tag, schön, dass Sie da sind. Kommen Sie gerne rein.«

Dann ging es los mit den Fragen: »Haben Sie im Alltag irgendwelche Schwierigkeiten?«

»Nein, überhaupt nicht«, sagte meine Mutter und lächelte so entwaffnend, dass man ihr glatt abkaufen konnte, sie würde jeden Tag noch zu Pilates hüpfen.

»Vergessen Sie manchmal etwas?«

»Ich? Niemals!«, sagte sie. »Ich habe ein Gedächtnis wie ein Elefant.«

»Kommen Sie im Haushalt gut zurecht?«

»Aber natürlich. Ich koche jeden Tag. Ich versorge hier meine Familie!«

»Wenn Besuch kommt?«

»Kein Problem! Ich freu mich doch über Besuch.«

»Schlafen Sie gut?«

»Bestens. Wie ein Stein.«

»Nehmen Sie Medikamente?«

»Nein, nein. Brauch ich nicht.«

Und so ging es weiter. Frage für Frage. Antwort für Antwort. Eine mustergültige alte Dame. Bilderbuch-Hochglanzausgabe. Das Ende vom Lied: Sie machte so einen guten Eindruck, dass von dem Pflegegrad 2 oder 3, den sie meiner Einschätzung nach eigentlich hätte bekommen können, eigentlich müssen, keine Rede mehr war.

Dieses Schauspiel habe ich nicht nur bei ihr erlebt. Viele ältere Damen und Herren, die plötzlich in so eine Begutachtungssituation kommen, reagieren genauso: Sie strahlen. Sie sind superhöflich. Sie stellen sich besser dar, als es ihnen eigentlich geht. Vermutlich schlüpfen sie – schließlich sind sie zu Hause, haben extra Kaffee gekocht – in die jahrzehntelang eingeübte Rolle der perfekten Gastgeberin. Statt in die Rolle der Patientin. Oder, auch das gibt es: Sie geraten in Panik und reagieren völlig daneben – vergessen die einfachsten Dinge, stottern, verhaspeln sich. Und bekommen dann einen Brief, in dem klipp und klar steht: »Kann keine Bankgeschäfte mehr alleine erledigen.« Fallen dann aus allen Wolken, weil sie genau das noch sehr gut können. Es hatte nur niemand direkt danach gefragt.

Wann und warum kommt der »Medizinische Dienst«?

- Wenn jemand pflegebedürftig wird, kann er oder seine Angehörigen bei der Pflegekasse einen Antrag auf **Einstufung in einen Pflegegrad** stellen. Die Pflegekasse beauftragt dann den Medizinischen Dienst (MD) – bei Privatversicherten zumeist den Dienst Medicproof – mit der Erstellung eines Gutachtens. Dieses Gutachten ist die Grundlage dafür, ob und in welchem Umfang **Leistungen aus der Pflegeversicherung** gewährt werden.
- Um den Medizinischen Dienst einzuschalten, genügt ein **formloser Antrag bei der zuständigen Pflegekasse**: am besten schriftlich (Brief, Mail, Fax) oder online, damit man das Datum der Antragstellung nachweisen kann. Der Antrag kann vom Betroffenen selbst, von einem Angehörigen oder einer bevollmächtigten Person gestellt werden. Ein ganz einfacher Satz wie »Ich beantrage Leistungen der Pflegeversicherung« reicht aus.
- Die Pflegekasse ist **organisatorisch ein Teil der Krankenkasse**, bei der die pflegebedürftige Person versichert ist (zum Beispiel AOK, Barmer, TK).

Kontaktdaten stehen in den Unterlagen der Krankenkasse oder auf deren Website. Bei privat Versicherten ist die **private Pflege-Pflichtversicherung (PPV)** zuständig – auch diese ist beim eigenen Krankenversicherer angesiedelt.

- Die Pflegekasse nimmt den Antrag entgegen und setzt sich mit dem **Medizinischen Dienst in Verbindung, der dann einen Termin für die Begutachtung vereinbart**. Der Medizinische Dienst prüft in einem persönlichen Gespräch, wie stark die Selbstständigkeit beeinträchtigt ist und in welchen Bereichen Unterstützung benötigt wird. Dabei geht es nicht um eine (erneute) ärztliche Diagnose. **Es geht darum, den tatsächlichen Unterstützungsbedarf im Alltag einzuschätzen**.
- Zur Vorbereitung des Termins eignet sich sehr gut der »Selbsteinschätzungsbogen für pflegende Angehörige von Menschen mit Demenz zur Vorbereitung auf die Begutachtung zum Pflegegrad« (online: www.deutsche-alzheimer.de/fileadmin/Alz/pdf/Flyer_und_Dokumente/Selbsteinschaetzungsbogen.pdf).

Ist es noch Depression? Oder schon Demenz? Wie beides zusammenhängt

Wenn ältere Menschen beginnen, sich zurückzuziehen, antriebslos werden, Dinge vergessen oder orientierungslos wirken, stellt sich oft die große diagnostische Frage: Ist das eine Depression – oder schon eine Demenz? Die Abgrenzung ist oft sehr schwierig.

Wenn depressive Menschen fälschlicherweise als dement diagnostiziert werden (und umgekehrt), kann das gefährlich werden: Unbehandelt können Depressionen tödlich enden (die Suizidrate ist hoch!). Und Demenzkranke, die versehentlich mit Antidepressiva behandelt werden, leiden letztlich doppelt: an ihrer Demenz und an den Nebenwirkungen der Antidepressiva, die bei ihnen gar nicht wirken können.

Die Symptome sind sehr ähnlich

Konzentrationsschwierigkeiten, Gedächtnislücken, Müdigkeit, Gefühlsverflachung – all das kann sowohl bei einer Depression als auch bei einer Demenz auftreten. Fachleute sprechen von einer *depressiven Pseudodemenz*: einer Depression, die kognitive Defizite vortäuschen oder verstärken kann. Wird die Depression erfolgreich behandelt, verbessern sich die kognitiven Fähigkeiten oft deutlich. Wenn die Traurigkeit verschwindet, kehrt oft auch das Gedächtnis zurück. Wird eine Depression jedoch nicht erkannt und behandelt, kann sie langfristig das Risiko für eine echte Demenz erhöhen.

Umgekehrt gilt aber auch: Eine bestehende Demenz drückt vor allem im Frühstadium oft heftig und tiefgreifend auf die Stimmung. Deshalb kann es in dieser Phase tatsächlich auch sinnvoll sein, mit Antidepressiva oder Stimmungsaufhellern zu arbeiten. Fragen Sie Ihren Hausarzt oder Neurologen – es gibt auch spezialisierte Neuropsychologen für diese Fragen. Mit differenzierten Tests können sie Muster der kognitiven Störungen aufdecken und so die Diagnosen besser voneinander abgrenzen.

- **Bei einer Depression** sind vor allem Aufmerksamkeit, Antrieb und Motivation gestört: Können sich die Betroffenen noch über etwas freuen? Erleben sie Trauer, Wut, Lebendigkeit – oder fühlen sie sich nur leer und innerlich erstarrt?
- **Bei einer Demenz** zeigen sich dagegen schon früh Störungen der Orientierung, der Sprache und des Gedächtnisses: Gibt es Gedächtnislücken? Werden vertraute Orte oder Personen nicht mehr erkannt? Verschwinden Gegenstände und Ereignisse aus dem Gedächtnis?

Eine sorgfältige Beobachtung dieser Auffälligkeiten kann Ihnen schon zu Hause erste Hinweise auf die richtige Diagnose geben. Dennoch gilt: Nur eine medizinische Untersuchung kann letztlich klären, was wirklich hinter den Symptomen steckt – und Ihnen helfen, die nächsten richtigen Schritte zu finden.

So unterscheiden sich Depression und Demenz

- **Auf Veränderungen der Stimmung achten:** Depression zeigt sich oft durch Niedergeschlagenheit, Angst und körperliche Beschwerden – bei Demenz hingegen stehen Gedächtnis- und Orientierungsprobleme stärker im Vordergrund.
- **Reaktionsfähigkeit beobachten:** Menschen mit Depression können bei gezielter Ansprache und Unterstützung oft wieder besser reagieren – bei einer Demenz bleiben die kognitiven Defizite auch bei Motivation und Zuwendung meist bestehen.
- **Zeitlichen Verlauf ernst nehmen:** Depressive Symptome treten oft plötzlich oder innerhalb weniger Wochen auf; eine Demenz entwickelt sich dagegen in der Regel schleichend über Monate oder Jahre hinweg.

»Schmeiß das weg, das stinkt!« Gesund essen in der Pflege und zu Hause – trotz allem

Die Tochter stand am Herd und wusste: Gleich knallt's. Ihr Vater saß am Tisch. Starrte auf den Teller. Angespannt. Seine Hand umklammerte den Löffel, dann polterte er los:

»Hau ab! Ich hab keinen Hunger, du blöde Gans!«

»Vater, du musst was essen.«

»Hab ich doch gerade.«

»Das war heute früh.«

»Stimmt nicht! Lass mich in Ruhe mit deinem Stink-Essen!«

Er griff nach dem Suppenlöffel und pfefferte der Tochter den Löffel entgegen. Traf zum Glück nur die Wand. Die Tochter verließ wortlos die Wohnung, zwei Stunden später saß sie bei mir. Fix und fertig.

»Ich kann nicht mehr. Ich gebe mir so viel Mühe. Aber er beschimpft mich. Wirft Geschirr. Wenn ich versuche, ihm zu erklären, dass er essen muss, eskaliert es. Er war so ein lieber Vater. Jetzt nicht mehr.«

»Demenz bedeutet nicht *böse* sein«, sagte ich. »Sein Gehirn spielt nicht mehr mit. Er kann seine Impulse nicht mehr steuern. Er versteht nicht, was du willst – und dass du es gut meinst, macht es schlimmer. Jede Erklärung von dir klingt für ihn wie Zwang, wie Kontrolle. Er erlebt deine Fürsorge als Übergriff.«

Sie schwieg. Dann: »Ich hab ihm gesagt, wenn er nichts isst, stirbt er.«

Ich schaute sie an. »Und? Was hat er geantwortet?«

»Dann lass mich doch sterben, du blöde Gans.«

»Na also. Da hatte er wenigstens den Eindruck, sich noch für irgendetwas selbstständig entscheiden zu können.«

Diese Szene hat mir eine Patientin erzählt. Ich habe sie Ihnen so ausführlich aufgeschrieben, weil das Thema Essen im Krankenhaus, im Pflegeheim und zu Hause so wichtig ist. Essen ist Gemeinschaft, Essen ist Heimat, Essen ist einfach wunderbar. Mit einem Menschen, der an Demenz erkrankt ist, ergeben sich gerade bei diesem Thema enorme Herausforderungen. Oft liegen die Nerven blank. Alles dreht sich nur noch um das richtige Essen, das richtige Trinken. Warum Demenzkranke so viel oder so wenig essen, warum ihnen manches stinkt, warum sie mit Löffeln werfen und nur von blauen Tellern essen – dank intensiver Forschung gibt es zum Glück heute einige Antworten auf die wichtigsten Fragen.

Wenn Essen zum Problem wird

Eine wichtige Überblicksarbeit kommt aus der Neurologie-Abteilung des Versilia Hospitals im schönen Lucca, Italien.[120] Das italienische Forscherteam durchforstete hunderte wissenschaftliche Arbeiten, von Alzheimer über frontotemporale Demenz bis hin zu Parkinsondemenz, und fand ein klares Bild: **Störungen rund um das Thema Essen treten bei den meisten Menschen mit Demenz auf, besonders in späteren Stadien der Krankheit.** Dahinter stehen sehr viele unterschiedliche Gründe, die sich gegenseitig verstärken. Hier die wichtigsten:

Apraxie: Mit fortschreitender Demenz fällt es schwer, Essen als solches zu erkennen oder die notwendigen Bewegungsabläufe auszuführen. Manche Betroffene schaffen es nicht mehr, Löffel oder Gabel gezielt zum Mund zu bringen – ein Phänomen, das Fachleute »Apraxie« nennen.

Botenstoffe und Stoffwechsel geraten aus dem Takt: Normalerweise steuern zwei miteinander verflochtene Systeme unseren Appetit: Ein System sorgt für genug Energie aus dem Essen (das »homöostatische System«), ein anderes für Freude beim Essen (das »hedonische System«). Wenn Hirnregionen wie der Hypothalamus, der Nucleus accumbens oder der orbitofrontale Kortex, die Hunger, Sättigung und Lust am Essen regulieren, zunehmend geschädigt werden und wenn dann auch noch wichtige Botenstoffe wie Dopamin, Serotonin und Oxytocin aus dem Gleichgewicht kommen, geraten diese Kreisläufe durcheinander. Das kann zwei Folgen haben: Essensverweigerung oder Immer-essen-wollen.

Zwischen Fasten und Schlingen: Manche Erkrankte verlieren das Interesse am Essen, entwickeln geradezu einen Ekel vor dem Essen. Andere entwickeln Gelüste auf bestimmte Speisen oder essen unkontrolliert immer weiter, obwohl sie längst satt sein müssten.

Vorsicht, bitte nicht verschlucken: Viele Menschen mit fortgeschrittener Demenz haben Schwierigkeiten, Nahrung richtig zu kauen oder zu schlucken. Sie lassen die Nahrung im Mund liegen oder verschlucken sich leicht. Nicht selten sterben Demenzkranke nicht an der Demenz selbst, sondern an einer Lungenentzündung nach einem heftigen Verschlucken. Oder weil sie gar nicht mehr schlucken und an Unterernährung und Austrocknung sterben. Ja, das klingt schrecklich. Das ist es auch. Für Angehörige sind diese Veränderungen oft schwer zu ertragen. Viele berichten von großer Hilflosigkeit und Sorge – und nicht selten von Überforderung. Deshalb ist es so wichtig zu wissen: Das hat nichts mit Trotz oder psychischen Problemen wie Magersucht zu tun. Es ist tatsächlich das demenziell veränderte Gehirn selbst, das beim Essen einen Strich durch die Rechnung zieht.

»Ich habe nie Hunger!«

Dass junge Mädchen manchmal in eine Magersucht rutschen, ist für Eltern eine hochdramatische Erfahrung – aber zumindest haben die meisten schon einmal davon gehört: Anorexia nervosa heißt die Krankheit. Dass auch Menschen mit Demenz daran erkranken können, besser gesagt, dass sie Symptome entwickeln können, die nach Magersucht aussehen, aber eigentlich andere Ursachen haben, das ist viel weniger bekannt.

Ein Forscherteam aus Mailand hat einen spannenden Fall dokumentiert.[121] Der Mann litt an frontotemporaler Demenz (FTD, der Demenzform, an der auch Bruce Willis erkrankt ist) und entwickelte eine auffällige Abneigung gegen Essen, ohne dass es dafür eine organische Ursache gab. Er berichtete, dass er keinen Hunger mehr verspürte und nicht mehr nachvollziehen konnte, wann er etwas geschluckt oder verdaut hatte. Um den Fall besser zu verstehen, wurde seine Hirnstruktur mit der von 84 gesunden Personen verglichen. Das Ergebnis: Es zeigten sich auffällige Veränderungen genau da, wo es um Körperwahrnehmung und die Bewertung von Reizen geht. Das zeigt: **Bei FTD-Betroffenen kann es zu Essstörungen kommen, weil das Gehirn grundlegende Körperempfindungen nicht mehr richtig verarbeitet**. Hunger, Sättigung, Genuss – all das funktioniert nicht mehr. Das sollten Sie als Angehörige wissen, damit Sie das Theater bei Tisch nicht persönlich nehmen.

Eine weitere Fallstudie von britischen und australischen Forschern zeigt zwei Frauen, die an semantischer Demenz erkrankt waren.[122] Das ist die Demenzform, bei der die Bedeutung der Worte vergessen wird – auch das ist eine Form der FTD-Demenz.

Die erste Patientin zeigte ein Verhalten, das an *Anorexia nervosa* erinnerte: Sie verweigerte Nahrung und nahm stark ab. Die andere entwickelte Symptome, die eher an *Bulimia nervosa* erinnerten: unregelmäßiges Essverhalten, zeitweise Essanfälle. Warum ich Ihnen das aufschreibe: Weil dieses seltsame Verhalten bei Tisch, am Kühlschrank oder Snackautomaten bei Menschen mit Demenz oft falsch gedeutet wird. Man vermutet eine psychische Erkrankung oder Nebenwirkungen von Medikamenten, gibt dann vielleicht Antidepressiva (bringt in diesem Falle eher wenig) oder verändert eine Herzmedikation (könnte gefährlich sein) – dabei steckt allein die veränderte Gehirnstruktur dahinter. Was tun? Vermutlich im ersteren Fall versuchen, etwas zu finden, das trotz allem schmeckt. Und im zweiten Fall feste Rituale rund um das Essen einführen – und zur Not eben mal den Kühlschrank abschließen.

»Gar nichts mehr hat Geschmack!«

Wer einen schlechten Geruchssinn hat, der schmeckt meist auch nur noch eingeschränkt. Denn der Geschmackssinn ist eng mit dem Geruchssinn verknüpft. Fällt das Riechen aus, schmeckt auch das Lieblingsessen oft nur noch fade oder »nach nichts«.

Dass das bei vielen an Demenz erkrankten Menschen der Fall ist, zeigte eine US-amerikanische Langzeitstudie zur Altersforschung. 515 ältere Menschen aus Altersheimen rund um Chicago wurden bis zu 18 Jahre lang regelmäßig getestet – unter anderem ihr Gedächtnis, ihre Denkfähigkeit und sogar ihr Geruchssinn.[123]

Zusätzlich wurde bei einer Untergruppe eine Hirn-MRT durchgeführt, um die Größe bestimmter Hirnregionen zu messen, die für Alzheimer relevant sind.

Dabei zeigte sich: Wer in kognitiv gesunden Jahren besonders schnell seinen Geruchssinn verlor, hatte später ein deutlich erhöhtes Risiko, an einer milden kognitiven Störung oder Demenz zu erkranken. Auch im Gehirn zeigte sich ein Zusammenhang: Bei den Betroffenen schrumpften genau die Regionen, die typischerweise auch bei Alzheimer betroffen sind – darunter eben auch die Areale im Schläfenlappen und in der Nähe des Riechzentrums.

Für den Alltag in der Pflege und zu Hause heißt das: Wenn dem Demenzkranken nicht schmeckt, was Sie gekocht haben, liegt das nicht daran, dass Sie nicht gut gekocht haben, sondern daran, dass der Demenzkranke kaum etwas schmeckt. Also, noch einmal: Bitte nicht persönlich nehmen.

»Einmal Lieblingsteller, bitte«

Könnte eine so einfache Sache wie die **Form des Tellers** Demenzkranken helfen, wieder ein Stück Selbstständigkeit beim Essen zurückzugewinnen? Das ist eine fast absurd einfache und doch kluge Frage – Forscher der Universität Limoges in Frankreich sind ihr nachgegangen.

Insgesamt wurden 32 hochbetagte Menschen untersucht, die in Pflegeeinrichtungen lebten und die Fähigkeit verloren hatten, selbstständig zu essen.[124] Wie gesagt – das Vorgehen war einfach: Die Forscher tauschten die Teller aus.

Vorher hatten die Bewohnerinnen und Bewohner von Tellern gegessen, die eher an Tupperdosen für Astronauten erinnerten: weiß, rechteckig, unterteilt in einige Fächer. Für Menschen mit schwerer Demenz kein vertrauter Anblick – eher ein Rätsel. Was hat das Ding mit dem Mittagessen zu tun?

Dann kamen die Forscher und deckten die Tische mit ganz normalen, glatten, runden Tellern – weiß, mit einem dunkelblauen Rand, damit man den Teller besser von der Tischdecke unterscheiden kann. Ein ganz normaler Teller, wie er in so vielen französischen Haushalten zu finden ist.

Das Ergebnis war bemerkenswert: Nach drei Wochen gab es deutlich weniger »aversive Essverhaltensweisen«, es gab weniger Frust am Tisch. Gleichzeitig schafften es viele wieder, selbst Löffel oder Gabel zu benutzen, wo vorher Hilfe nötig war. Auch das Genießen des Essens nahm zu, wobei dieser Effekt statistisch nicht ganz eindeutig nachweisbar war. In manchen Fällen ließ die Selbstständigkeit nach sechs Wochen auch wieder nach. Trotzdem ist das ein schönes Beispiel dafür, dass es nicht immer das ganz teure neue Medikament sein muss. Manchmal reicht ein vertrautes Ding, um die Lage zu entspannen. Ein ganz normaler Teller.

Herausforderungen rund ums Essen, an die man so schnell nicht denkt

Drei Stunden für ein Müsli – das kann in einem Pflegeheim schon mal vorkommen. Oder zu Hause. Menschen mit Demenz essen manchmal in einem Tempo, das für Gesunde kaum vorstellbar ist. Das liegt nicht daran, dass sie ihr Müsli nicht mögen oder verweigern. Jede Bewegung braucht Zeit. Jede Entscheidung – Löffel heben, Löffel zum Mund führen – kostet Kraft. Was für Gesunde eine kleine Mahlzeit ist, fünf Minuten, wird für sie zum Vollzeitjob.

Manchmal geht das Essen auch nicht voran, weil woanders etwas drückt. Kaum jemand denkt auf den ersten Blick daran, dass ein demenzkranker Mensch vielleicht Zahnschmerzen hat? Dass die Prothese drückt? Die Betroffenen können das nicht sagen, sie spüren es nur: Wenn ich etwas esse, fühlt es sich nicht gut an. Also lassen sie es.

Was können Sie also tun, wenn das Essen zur Hürde wird – obwohl der Hunger vielleicht da wäre? Zuerst, so meine ich: Werfen Sie Ihren »Knigge« weg. Mit Benimmregeln kommen Sie jetzt nicht mehr weiter. Meistens helfen kleine Tricks mehr als große Maßnahmen. Hier ein paar erprobte Möglichkeiten, das Essen wieder angenehmer, leichter – und überhaupt möglich zu machen. Für den an Demenz erkrankten Menschen, und auch für Sie selbst. Denn in vielen Fällen sind Sie ja diejenige, die sich vor dem Essen Gedanken gemacht hat, die einkaufen gefahren ist, die gekocht hat und am Schluss den durch die Küche gepfefferten Löffel in die Spülmaschine räumt.

Low Carb bei Demenz? Eher nicht …

Die Idee klingt erst mal charmant: Wenn das demenzkranke Gehirn nicht mehr gut mit Zucker – also Glukose – arbeiten kann, dann geben wir ihm einfach einen anderen Treibstoff. Zum Beispiel Ketonkörper. Die entstehen, wenn man ganz wenig Kohlenhydrate isst, also Brot, Nudeln, Kartoffeln und so weiter weglässt. Das nennt sich dann »Low Carb« oder unter Fachleuten »ketogene Ernährung«. Aber nicht jedes Gehirn kommt von heute auf morgen mit Rennwagensprit (den Ketonkörpern) zurecht. Dafür gibt es fünf Gründe:[125]

Energiekrise im Kopf: Unser Gehirn liebt Glukose. Bei Menschen mit Alzheimer funktioniert aber genau dieser Glukoseverbrauch nicht mehr richtig. Die Zellen haben Hunger, der nicht gestillt wird – obwohl genug Zucker im Blut wäre. Das nennt man zerebrale Hypometabolie. Und deshalb kam man auf die Idee: Vielleicht helfen Ketone als Ersatzbrennstoff. Nur: Nicht alle Menschen mit Alzheimer können diese Ketone gut verwerten. Besonders sehr alte Menschen oder Menschen mit mitochondrialer Dysfunktion haben damit Schwierigkeiten. Sie tanken dann also Superplusboosterbenzin, fahren aber trotzdem nicht schneller.

Appetitkrise am Tisch: Ketogene Diäten verbieten fast alles, was Spaß macht. Es gibt also kaum Obst, kaum Getreide, wenig Gemüse. Das heißt: weniger Ballaststoffe, weniger Vitamine, weniger sekundäre Pflanzenstoffe. Für ältere Menschen ist das doppelt heikel: Viele sind ohnehin schon schlecht versorgt mit Vitaminen und Eiweiß. Dann gibt es auch noch Essen mit wenig Farbe, wenig Abwechslung; ein Essen, das wenig Appetit macht und dann auch noch sehr schnell sättigt. Weil alte Menschen dann also noch weniger essen (weil »bäh!«), nehmen sie noch weniger Eiweiß auf. Das kann den Muskelabbau beschleunigen – und wer weniger Muskeln hat, fällt schneller hin. Und kommt schwerer wieder hoch. (Ein wenig anders ist der Fall bei schwerem Übergewicht gelagert. Dann kann für eine begrenzte Zeit ein Ausflug in die ketogene Küche helfen, ein paar Kilos abzubauen.)

Der Stoffwechsel verliert seine Flexibilität: Ein junges Gehirn kann prima zwischen Glukose und Ketonen hin- und herschalten. Aber bei Demenz? Da funktioniert das nicht mehr so gut. Besonders, wenn noch eine Insulinresistenz dazukommt, also wenn das Gehirn auf Signale wie »Mach Energie!« gar nicht mehr richtig hört. Stoffwechselprozesse hängen immer von Insulin ab, auch bei ketogener Ernährung – sie verschwinden also nicht einfach, wenn man von »normaler Ernährung« auf Low Carb umstellt.

Manche Menschen tragen ein Gen namens ApoE4. Sie haben ein höheres Alzheimer-Risiko. Und sie profitieren kaum von ketogener Ernährung – manchmal verschlechtern sich die kognitiven Leistungen dann sogar. Also: Was für den einen hilfreich ist, kann beim anderen das Falsche sein.

Bei Demenz funktioniert vieles gleichzeitig nicht mehr gut: Die Glukoseverwertung ist gestört, die Ketonnutzung funktioniert nicht sicher, die Mitochondrien sind träge, die Enzyme laufen zum Teil aus dem Ruder, Nährstoffe kommen nicht an, und das Immunsystem kommt mit der Arbeit nicht hinterher, sodass sich im Körper stille Entzündungen ausbreiten. Darum gilt: Bevor man bei einem älteren, vielleicht schon geschwächten Menschen auf Low Carb oder Keto umstellt, sollte man sehr genau hinschauen.

Auch für einen nicht dementen Menschen könnten derartige Überlegungen vielleicht hilfreich sein, vor allem, wenn zu viel mit Diäten und unterschiedlichen Fastenkonzepten herumexperimentiert wird. Manchmal braucht es kein medizinisch ausgebufftes Superfood, sondern schlicht jeden Tag mehrmals ein schönes, ausgewogenes Essen »wie früher«. Und jemanden mit guter Laune und viel Zeit, der mit am Tisch sitzt und mitisst.

Was hilft?

- **Gemeinsames Kochen, gemeinsames Essen.** Manchmal hilft es, vertraute Rituale zu aktivieren. Tisch decken, in den Topf schauen, die Servietten zurechtrücken. Wer einbezogen wird, isst oft auch lieber.
- **Einfach loslegen**: »Guten Appetit« und loslegen. Nicht füttern. Kein Zwang. Einfach selbst essen. Vorleben, danebensitzend. (Nicht gegenüber – das wäre zu konfrontativ.) Nicht krampfhaft ein Tischgespräch führen. Einfach in Ruhe essen. Abwarten und schauen, was passiert. Vielleicht ganz beiläufig den Löffel in die Hand geben: »Hier ist er ja.«
- **Die Atmosphäre macht den Unterschied:** Manche Menschen mögen ein Tischgebet, andere brauchen alte Eierbecher. Wieder andere werden nervös, wenn der Tisch zu leger gedeckt ist, andere brauchen die Tischdecke. Beobachten Sie, was wirkt.
- **Ruhe, bitte:** Kein flackernder Fernseher, kein Neonlicht, kein Lärm. Setzen Sie sich dazu. Reden Sie, wenn überhaupt, über Angenehmes. Kritik (»Du kleckerst!«) oder ständiges Erinnern (»Mach den Mund auf«) machen alles nur schlimmer. Schaffen Sie eine Umgebung, in der der Mensch mit Demenz das Gefühl hat, wie ein erwachsener Mensch in Würde essen zu dürfen – statt sich abfüttern lassen zu müssen.

- **Alles unkompliziert**: Fingerfood ist immer eine gute Idee. Dann braucht es keine Messer, dann werden auch keine Löffel unter (oder über) den Tisch geworfen: geschnittenes Käsebrot, Apfelstückchen, Gurkenscheiben, Frikadellen, halbe Eier. Alles, was mit den Händen gegessen werden kann, entspannt die Lage.
- **Vertrautes servieren:** Lieblingsgerichte aus der Kindheit oder Hausmannskost, die vertraut schmeckt, wecken manchmal Appetit. Und: Lassen Sie nach Möglichkeit wählen. Zwei Optionen reichen. Das gibt ein Stück Kontrolle zurück.
- **Trinken ohne Stress**: Wenn das Glas zu schwer ist oder das Verschlucken zur Angst wird, helfen angedickte Flüssigkeiten – oder Wassermelone.
- **Anrichten verändern:** Manchmal hilft es, Essen zu pürieren, neu zu portionieren oder auf einem roten Teller zu servieren.
- **Nicht diskutieren:** Wenn jemand sagt, das Essen stinkt – nicht widersprechen. Einfach mitspielen: »Was? Lass mal riechen. Unglaublich!« In die Küche gehen, nach ein paar Minuten wiederkommen – vielleicht ist der Gestank vergessen.
- **Süß und würzig:** Zu viel Zucker und Salz sind nicht gesund. Klar. Aber wenn Demenzkranke kaum mehr etwas schmecken und immer mehr abmagern, dürfen wir ihnen gerne süßen Schokoladenpudding gönnen – und ihre Speisen nach ihrem Geschmack insgesamt kräftiger würzen. Süß und lecker macht glücklich und aktiviert Erinnerungen.
- **Weich oder hart:** Manche ältere Menschen kommen mit Nahrungsmitteln besser zurecht, die eine klar definierte Struktur und Konsistenz haben. Auf denen man ein wenig kauen kann. Also lieber ein Stück Brot von gestern als ein butterweiches Croissant von heute.
- **Der Feind ist die Kullermöhre:** Niemand wird gern wie ein Kleinkind behandelt. Und wenn die Karotte trotzdem nicht auf die Gabel findet? Dann helfen Sie, indem Sie gemeinsam über die Kullermöhre schimpfen: »Komm her, du Wicht, du wirst jetzt aufgespießt!«
- **Aufhören, wenn's reicht**. Wenn sie oder er nicht aufessen will – gut. Dann halt nicht. Kein Theater machen. Das verdirbt allen nur die Laune.

- **Weniger ist mehr:** Ein Berg voller Essen kann überfordern. Kleine Portionen, schön angerichtet, sind oft einladender. Und wenn's schmeckt – gern Nachschlag. Auch mehrere kleine Mahlzeiten über den Tag verteilt sind eine gute Strategie. Viele essen nachmittags besser als mittags – dann eben da. Warmes Frühstück? Warum nicht. Was zählt, ist die Tagesbilanz. Nicht Ihr Essensplan.
- **Führen Sie ein Ernährungstagebuch**: Manchmal isst der Vater oder die Mutter mehr, als man denkt – nur anders verteilt. Wenn trotz allem zu wenig gegessen wird, kann der Arzt hochkalorische Trinknahrung verordnen. So wird sichergestellt, dass die Energiezufuhr reicht – auch an schlechten Tagen. Und: Holen Sie sich Hilfe von der Ernährungsberatung, von der Hausärztin oder vom Pflegedienst, wenn Sie merken, dass es nicht mehr geht. Niemand muss das allein stemmen.
- **Wenn das Essen am Lebensende weniger wird:** Manchmal, ganz allmählich, will jemand einfach nicht mehr essen. Kein Hunger mehr, kein Durst, kein Bedürfnis nach Mahlzeiten. Das wirkt auf Außenstehende oft beunruhigend – aber in der letzten Lebensphase ist es normal. Der Körper stellt um. Er braucht nicht mehr viel. Er möchte in Ruhe gelassen werden. Was dann zählt, ist, dass der Mund nicht trocken ist. Dass jemand da ist und die Hand hält.

»Prost!« So motivieren Sie zum Trinken

Es gibt ältere Menschen, die trinken nicht. Punkt. Sie sagen nicht: »Ich hab keinen Durst«, sie sagen gar nichts – sie schieben das Glas weg, kneifen die Lippen zusammen oder grummeln: »Schluss jetzt!« Und das ist ein Problem. Denn zu wenig trinken heißt: Verwirrtheit, Kopf- und Nackenschmerzen, im schlimmsten Fall Krankenhaus. Und manchmal: »Wir müssen uns auf das Schlimmste einstellen.« Eine Dehydrierung kann tödlich enden. So düster wollte ich das Kapitel eigentlich nicht beginnen.

Also eine gute Nachricht zuerst: Mittlerweile weiß man, dass eine Unterversorgung mit Flüssigkeit kein direkter Risikofaktor für die Entwicklung einer Demenz ist. Aber trotzdem: Chronisch dehydrierte ältere Menschen zeigen unabhängig von anderen Vorerkrankungen schlechtere kognitive Leistungen.[126]

Bleibt die Frage: Warum trinken Demenzkranke zu wenig? Selten, weil sie keinen Durst haben, sondern weil sie den Durst nicht mehr verstehen. Sie verstehen nicht mehr, was das unangenehme Gefühl »Durst« bedeutet und wie man es abstellen kann. Was macht man mit einem Glas Wasser? Keine Ahnung …

Was man sich als jüngerer, gesunder Mensch kaum vorstellen kann: Viele ältere Demenzkranke sehen das Glas Wasser, das direkt vor ihnen auf dem Tisch steht, schlicht und ergreifend nicht. Vor allem, wenn es durchsichtig ist, wenn es mit klarem Wasser gefüllt ist und dann auch noch auf einer weißen Tischdecke steht. Grund ist oft eine Makuladegeneration oder ein grauer Star. **Im Zweifelsfall einfach ein farbiges Gefäß nutzen oder farbige Getränke.**

Es kann noch andere Gründe geben: Wenn ältere Menschen zum Beispiel schon oft ein Glas umgestoßen oder sich beim Trinken heftig verschluckt haben, machen sie irgendwann (zumindest, solange sie sich an diese Malheure erinnern) einen Bogen um Wassergläser. Auch das kann ich gut verstehen: Dysphagie, also Schluckstörungen, treten vor allem im fortgeschrittenen Stadium häufig auf und machen aus dem Trinken eine Angelegenheit, die mit Angst verbunden ist.

Ich habe es auch oft erlebt, dass Menschen mit Demenz immer wieder die Toilette nicht rechtzeitig finden, dass sie auf der Toilette den blöden Hosenknopf nicht rechtzeitig aufkriegen – und dann eine regelrechte Abneigung gegen das Trinken entwickeln.

Jedes »Du musst« bringt das Nicht-mehr-Können, das Nicht-mehr-Wissen, das Nicht-mehr-ich-selbst-Sein erneut auf den Tisch. Ja: Der Demenzerkrankte weiß nicht mehr, wann das letzte Glas Wasser getrunken wurde. Und wenn die Tochter sagt, das war heute früh, empfindet er das als Lüge. Oder Angriff. Er verteidigt sich – mit den Mitteln, die ihm bleiben. Versuchen Sie also, sich in die Welt der Demenz hineinzudenken und hineinzufühlen. Hier gibt es vor allem das Jetzt. Und das, was in der frühen Kindheit war. Also: Hier ist etwas Buntes – interessant! Hier ist etwas, das ist wie früher – interessant!

Wie man Wasser endlich lecker macht

Diese beiden Komponenten – bunt und »wie früher« – hat Lewis Hornby zusammengebracht. Seine Großmutter Pat war wegen schwerer Dehydrierung ins Krankenhaus gekommen. Sie war in einem lebensbedrohlichen Zustand gewesen, der viel zu spät erkannt worden war. Lewis zog für vier Wochen mit in ihr Pflegeheim, sprach mit Ärztinnen, Therapeuten und Pflegekräften und tüftelte 18 Monate lang an einer Lösung, die Flüssigkeit auf eine andere Weise in den Körper bringt – ohne ständiges Ermahnen, ohne Verschlucken.

Herausgekommen ist etwas, das wie ein buntes Gummibärchen aussieht, aber zu 95 Prozent aus Wasser besteht und zusätzlich mit Vitaminen und Elektrolyten angereichert ist. Also etwas fürs Auge (bunt!) und etwas, das an früher erinnert (Bonbons!), aber letztlich den Flüssigkeitshaushalt dementer Menschen retten soll. Und das kann es offenbar auch: Zumindest muss ihnen niemand mehr mit Wassergläsern hinterherlaufen; man stellt die bunten »Jelly Drops« einfach hin, und schon wird gegessen. Oder: getrunken. Kommt aufs Gleiche raus.[127] Vielleicht testen Sie auch mal den guten alten Wackelpudding. Falls Sie es einfacher und natürlicher haben wollen: Wassermelone, Gurken und Tomaten enthalten auch jede Menge Wasser.

Feiern Sie den gemeinsamen Moment!

- **Regelmäßig Getränke anbieten**: Viele ältere Menschen trinken zu wenig, weil keine Getränke in ihrer Nähe stehen. Und wenn doch, werden sie nicht aktiv angeboten. Für die Demenzkranken, die nicht mehr wissen, was eine Wasserflasche ist, reicht es eben nicht aus, eine solche bloß hinzustellen.
- **Trinken in Routinen einbauen:** Bei jeder Medikamentengabe, jeder Mahlzeit, jedem Plausch!
- **Getränke andicken:** Angedickte Flüssigkeiten können das Risiko des Verschluckens verringern, insbesondere bei schwerer Schluckstörung. Gut also, dass es entsprechende Andickungsmittel in der Apotheke zu kaufen gibt. Aber: Angedickte Flüssigkeiten schmecken oft nicht gut, sie mindern das Trinkvergnügen – und können ihrerseits sogar zur Dehydrierung führen, wenn sie nicht gut angenommen werden.
- **Gemeinsames Trinken:** Selbst wenn ein Getränk angeboten wird, kann es passieren, dass ein an Demenz erkrankter Mensch sich gerade nicht erinnert, wie Trinken funktioniert. Dann sagen Sie doch einfach freundlich »Prost!« und trinken mit ihm – er kann dann Ihre Bewegungen nachahmen. Das funktioniert erstaunlich lange erstaunlich gut. »Wohl bekomm's!«
- **Vielfalt anbieten:** Brühe, Suppen, Fruchteis, Melone – Flüssigkeit muss man nicht immer trinken, man kann sie auch essen.
- **Machen Sie's schön:** Bunte Tassen erfreuen das Auge, Becher mit griffigen Henkeln machen den Händen Freude. Trinken ist nicht allein eine medizinische Angelegenheit, sondern auch eine Frage der Schönheit. Und was schön ist, macht gleich viel mehr Freude.

»Schluck das jetzt runter!« – Wenn Tabletten nehmen so einfach wäre …

Für Menschen mit Demenz ist die tägliche Einnahme von Medikamenten oft eine Qual. Das fängt schon damit an, dass es schwierig ist, die zum Teil sehr kleinen Tabletten überhaupt in den Mund zu bugsieren. Dann kleben sie am Gaumen. Verstecken sich unter der Zunge. Wollen nicht in den Rachen rutschen. Lösen Würgereflex aus. Schmecken eklig. Ich habe Patientinnen erlebt, die eine halbe Stunde mit einer Kapsel gekämpft haben. Muss das sein?

So wenige Medikamente wie möglich

Mehr als die Hälfte der Menschen mit Schluckbeschwerden nimmt ihre Medikamente nicht zuverlässig ein – oder gar nicht. Und ganz ehrlich: Ich kann das gut verstehen. Viele ältere Menschen bekommen ohnehin viel zu viele Medikamente und dann auch noch Nahrungsergänzungsmittel. Deshalb mein Appell: Regelmäßig überprüfen lassen, was wirklich nötig ist, und dann alles weglassen, was nicht unbedingt sein muss.

Im Frühstadium lehnen viele Demenzkranke Medikamente ab, weil sie ihre Krankheit verleugnen (»Das brauche ich nicht!«) oder weil sie über ihre Situation verärgert sind.

Manche glauben auch, alles selbst im Griff zu haben (»Ich schaffe das schon!«): Dann kann es zu Über- oder Fehldosierungen kommen – das ist nicht ungefährlich, vor allem bei Herzerkrankungen.

In späteren Stadien wird es komplizierter. Dann mischen sich Vergesslichkeit, Angst und Misstrauen. Die Tablette sieht plötzlich gefährlich aus, der Mensch mit dem Wasserglas auch. In solchen Momenten hilft kein Drängen, sondern nur Ruhe. Und manchmal ein kleiner Trick.

Die besten Tricks für die Medikamentengabe

- **Tabletten verstecken:** In Apfelmus, Grießbrei oder Pudding – sofern sich das jeweilige Medikament mit Milchprodukten verträgt. Auch eine angefeuchtete Backoblate eignet sich manchmal als »Tarnmantel« für die Tablette. Aber Vorsicht bei Tabletten mit Retard-Beschichtung, die dann möglicherweise nicht mehr so wirken, wie sie sollen. Im Zweifel nachfragen.
- **Tabletten auflösen:** Bitte nur nach Rücksprache mit der Arztpraxis. Nicht jedes Präparat darf geteilt, zerdrückt oder in Flüssigkeit gegeben werden.
- **Andere Darreichungsformen**: Viele Wirkstoffe gibt es inzwischen auch als Tropfen, Säfte, Pflaster, Brausetabletten oder Schmelztabletten. Die Auswahl ist größer, als man denkt.
- **Schluckhilfen aus der Apotheke**: Und es gibt sogenannte Schluckgele – die schmieren der Tablette gewissermaßen den Weg frei.
- **Routinen schaffen:** Gleiche Zeit, gleicher Ort, vertraute Umgebung. Das schafft Sicherheit. Und wenn möglich: eine ruhige, freundliche Atmosphäre.

Die folgenden beiden Tricks funktionieren nur, wenn die Demenz noch nicht sehr weit fortgeschritten ist.

- **Flaschentrick**: Große Tabletten lassen sich oft leichter schlucken, wenn man sie mit einer weichen Wasserflasche einnimmt. Tablette auf die Zunge legen, die Lippen fest um die Flaschenöffnung schließen und kräftig Wasser einsaugen – in einem Zug. Dabei den Kopf leicht nach hinten neigen. Durch den Sog rutscht die Tablette mit dem Wasser leichter in den Hals.[128]
- »**Nick-Trick**«: Größere Kapseln (sie sind oft zum Teil mit Luft gefüllt) auf die Zunge legen, einen Schluck Wasser aus dem Glas nehmen, den Kopf nach vorn neigen – also das Kinn zur Brust – und in dieser Haltung schlucken. Die Kapsel schwimmt dann wie ein Boot nach hinten und rutscht besser in den Rachen.[129]

Schmerzen erkennen – auch ohne Worte

Wenn man als »Rückenarzt« zu einem Menschen mit Demenz ins Zimmer kommt, kann es schon mal passieren, dass man mit einem Kissen beworfen wird. »Jetzt dreht er völlig durch«, heißt es in der Klinik dann schnell. Schon werden Beruhigungspillen abgefüllt. Ich habe dann immer gesagt: »Moment mal. Wir müssen erst verstehen, was los ist.«

Was Demenzkranke äußern, ist oft nicht verrückt, irrational oder, wie wir als Jugendliche gesagt haben: »bekloppt.« Der Inhalt dessen, was da gesagt werden soll, ist rational, ist berechtigt, ist wichtig. Nur die Form passt nicht zu dem, was wir Gesunden als »normal« empfinden. Weil die Betroffenen nicht sagen können: »Ich habe Rückenschmerzen, sobald ich mich bücke, schauen Sie doch mal hier, bitte«, fliegt eben ein Kissen. Oder sie werden apathisch. Wollen nicht mehr essen. Werden aggressiv. All das ist nicht, zumindest nicht nur, »die Demenz«, das kann auch Schmerz sein. Die Frage ist nur: Wie erkennt man Schmerzen bei Menschen mit Demenz?

Trauen Sie Ihrem Bauchgefühl

Für Angehörige ist mein wichtigster Rat: Vertrauen Sie Ihrem Bauchgefühl. Sie kennen Ihren Angehörigen am besten. Wenn Sie denken: »Da stimmt etwas nicht, der hat vielleicht Schmerzen« – dann haben Sie oft recht. Und sagen Sie das dem behandelnden Arzt. Hartnäckig.

Schmerzen sieht man nicht immer. Aber sie sind spürbar. Und behandelbar. Wir sind heute in der Schmerzmedizin so weit, dass niemand mehr Schmerzen haben muss. Auch dann nicht, wenn er sie nicht mehr benennen kann.

Ich habe es in meiner Familie und in meiner Praxis oft erlebt, dass gezielte Schmerztherapie bei Demenzkranken Aggressionen senken kann. Ganz ohne Beruhigungsmittel, ohne Fixiergurt. Einfach: weniger Schmerzen.

Das können Sie tun, wenn Sie Schmerzen vermuten

- **Genau hinschauen**. Zuckt das Gesicht beim Aufstehen? Wird die Hand weggeschlagen, wenn man die Schulter berührt? Vermeidet es die Person, mit einem bestimmten Fuß aufzutreten, vermeidet sie das Beugen eines Knies, verwendet sie nur noch eine Hand? Weint sie plötzlich, scheinbar ohne Grund?
- **Verhalten nicht moralisch bewerten**. Wenn beim Waschen geschimpft und gehampelt wird, wenn das Herausnehmen des Zahnersatzes oder das Schuheanziehen verweigert wird, dann ist das oft nicht »böse«. Vielleicht schmerzt die Schulter, der Zahn, das Fußgelenk.
- **Kleine Tests**. Ein sanftes Drücken auf bestimmte Stellen – am Rücken, an den Schultern, an den Füßen. Vielleicht können Sie aus den Reaktionen ablesen, ob da etwas schmerzt. Oder Sie geben ein Wärmekissen, eine kleine Massage, vielleicht auch ein leichtes Schmerzmittel und schauen, ob die Aggressionen so zurückgehen.

Bluthochdruck und Rhythmusstörungen – die oft übersehenen Baustellen

Wenn das Gedächtnis schwächer wird, denken wir meistens zuerst an Störenfriede im Gehirn. Klar – ist ja auch der Ort, an dem Erinnerungen wohnen. Aber oft vergessen wir, dass auch das Herz eine große Rolle spielt. Wenn das aus dem Takt gerät, hat das gravierende Folgen fürs Denken. Die Frage bei Demenz ist deshalb: Wie bemerke ich Bluthochdruck oder Rhythmusstörungen, wenn ein Mensch mit Demenz nicht mehr spricht?

Bluthochdruck – viel Druck, wenig Aufmerksamkeit

Viele ältere Menschen haben erhöhten Blutdruck, merken es aber gar nicht. Bei Menschen mit Demenz bleibt Bluthochdruck noch häufiger unbemerkt, weil es schwer zu unterscheiden ist, ob die typischen Beschwerden wie Kopfschmerzen oder Unruhe nun von der Demenz kommen, von einer zu geringen Trinkmenge oder vom Herzen. Klar ist: Ein dauerhaft zu hoher Blutdruck schadet den kleinen Blutgefäßen im Gehirn. Das Gehirn bekommt dann noch weniger Sauerstoff – Gedächtnis, Orientierung und Konzentration lassen weiter nach, die Demenz kann schneller fortschreiten.

Was kann man tun? **Ganz einfach: regelmäßig Blutdruck messen.** Am besten morgens und abends, ein paar Tage hintereinander. Es gibt leicht bedienbare Geräte für zu Hause. Wenn die Werte regelmäßig über 140 zu 90 liegen – *bei fitteren älteren Menschen* –, lohnt sich ein Gespräch mit dem Hausarzt oder der Hausärztin. Bei sehr alten oder gebrechlichen Menschen kann der Zielwert auch höher liegen – hier entscheidet das medizinische Gesamtbild.

Herzrhythmusstörungen – wenn der Takt verloren geht

Manchmal stolpert das Herz. Oder es rast. Rhythmusstörungen können sich beängstigend anfühlen – und diese Angst ist durchaus berechtigt: Wenn das Herz flattert, kann es gefährlich werden. Besonders Vorhofflimmern, eine häufige Rhythmusstörung im Alter, kann dazu führen, dass sich kleine Schlaganfälle im Gehirn bilden – die wiederum die Demenz beschleunigen.

Oft bleiben diese Störungen unbemerkt. Aber wenn man genau hinschaut, erkennt man vielleicht plötzliche Schwäche, Atemnot beim Gehen oder merkwürdige Unruhe – nicht selten mitten in der Nacht. Wichtig zu wissen: Nicht jedes Herzstolpern ist gefährlich. Aber wenn der Rhythmus dauerhaft unregelmäßig ist, sollte das Herz durchgecheckt werden – mit einem EKG oder einem Langzeit-EKG.

Manchmal hilft dann ein Medikament, das das Blut »dünnflüssiger« macht, damit sich keine gefährlichen Gerinnsel bilden. In anderen Fällen kann ein Herzschrittmacher nötig sein – ein kleines Gerät, das dem Herzen wieder einen klaren Takt vorgibt. Wichtig: **Bei Menschen mit Demenz immer sorgfältig abwägen**, was wirklich hilft – ohne das Leben unnötig zu verkomplizieren oder durch Klinikaufenthalte zusätzliche Verwirrung auszulösen.

Und noch ein Punkt ist wichtig: Nicht nur das Herz – auch Salze im Blut zählen: Kalium, Magnesium und Natrium sind lebenswichtige Mineralstoffe, sogenannte Elektrolyte, die den Herzrhythmus mitsteuern. Wenn ältere Menschen zu wenig trinken – was bei Demenz sehr häufig passiert –, können diese Salze aus dem Gleichgewicht geraten. **Ein Mangel kann zu Herzrhythmusstörungen führen oder bestehende verstärken.** Deshalb: Auf ausreichend elektrolytreiche Flüssigkeit achten – einfach immer wieder Mineralwasser oder Brühe anbieten. Für die folgenden Tipps und grundsätzlich bei Erkrankungen gilt: Bitte immer unter kontrollierter Behandlung und Beobachtung eines Arztes oder einer Ärztin Ihres Vertrauens!

Das hilft bei Bluthochdruck

- Morgens leicht bewegen – und wenn es nur ein paar Schritte durch die Wohnung oder Dehnübungen im Sitzen sind.
- Beim Kochen ans Herz denken – weniger Salz, mehr Kräuter. Schmeckt auch gut. (Anders sieht es bei niedrigem Blutdruck aus, hier bitte nicht mit dem Salz sparen.)

Das hilft bei Rhythmusstörungen

- Puls fühlen üben – am Handgelenk oder Hals kann man gut erkennen, ob der Herzschlag regelmäßig ist oder ob er stolpert.
- Kleine Pausen machen – mit Musik, Atmen oder einfach kurz die Augen zu. Auch das Herz braucht mal eine Verschnaufpause.
- Elektrolyte trinken! Kalium, Magnesium und Natrium stecken in Mineralwasser und Brühe.

Wut statt Fieber: Infektionen erkennen bei Menschen mit Demenz

Infektionen verlaufen bei Menschen mit Demenz oft untypisch. Erwartbare Anzeichen wie Fieber, Schüttelfrost oder Schmerzen fehlen häufig. Stattdessen kann sich zum Beispiel ein Harnwegsinfekt durch Stürze, Halluzinationen oder nächtliche Unruhe bemerkbar machen. Eine Lungenentzündung kann sich durch Nahrungsverweigerung oder völligen Rückzug äußern.

Es kann leicht passieren, dass solche Symptome als »typisch für eine Demenz« abgetan werden und dass dann viel zu spät auf die Infektion reagiert wird. Dass sich die Symptome so stark von denen jüngerer Menschen unterscheiden, liegt daran, dass sich das Immunsystem von Demenzkranken stark verändert – und zwar von Demenzform zu Demenzform unterschiedlich.

Jede Demenz hat ihre eigene Immunschwäche

Forscherinnen und Forscher der Universität Magdeburg haben herausgefunden, wie genau sich das Abwehrsystem im Blut von Menschen mit Alzheimer, vaskulärer Demenz und frontotemporaler Demenz verändert.[130] Dazu schauten sie sich verschiedene Zelltypen an – die Sicherheitskräfte des Körpers, wenn man so will –, und zwar sowohl die schnellen Ersthelfer (angeborenes

Immunsystem) als auch die spezialisierten Veteranen (erworbenes Immunsystem).

- **Vaskuläre Demenz:** Hier fehlten wichtige Ersthelfer: Monozyten (die Alleskönner) und natürliche Killerzellen (die Spezialkräfte) waren deutlich reduziert. Konkret bedeutet das: Wer an dieser Form der Demenz leidet, dessen Körper kann bei einer Infektion – etwa einer Lungenentzündung – Probleme haben, schnell genug die »erste Welle« der Immunabwehr auf die Beine zu stellen. Die Entzündung eskaliert dann schneller, als Verstärkung eintrifft.
- **Alzheimer:** Hier waren zwar Monozyten und NK-Zellen nicht vermindert – die erste Verteidigungslinie stand also noch. Aber die B-Zellen und die T-Zellen, die eigentlichen Profis, die gezielt und lernfähig gegen Keime und Viren arbeiten, hatten abgenommen. Besonders auffällig: Bei Menschen mit Alzheimer waren weniger »frische Rekruten« (naive T-Zellen) unterwegs, dafür mehr »alte Hasen« (Gedächtnis-T-Zellen). Mit anderen Worten: Das Immunsystem verlässt sich auf Bewährtes, lernt aber weniger Neues. Bei neuen Infektionen wie einem frischen Virus kann das bedeuten: Der Körper erinnert sich noch gut an alte Feinde, reagiert aber zu langsam auf neue.
- **Frontotemporale Demenz (FTD):** Auch hier waren die B- und T-Zellen dezimiert – aber ohne die typischen Verschiebungen bei den naiven und Gedächtnis-T-Zellen wie beim Alzheimer. Die Abwehr ist also generell geschwächt, aber auf eine etwas andere, unauffälligere Art. Neue und alte Infekte werden schwerer bekämpft; die Immunantwort ist einfach insgesamt weniger kraftvoll.

Die Veränderungen im Immunsystem hängen oft mit der Blut-Hirn-Schranke zusammen, die nur sehr wenige, ausgewählte Stoffe ins Hirn durchlässt. Bei Demenz wird diese Schranke durchlässiger. Wenn das Gehirn von Krankheitserregern oder Entzündungsfaktoren angegriffen wird, die eigentlich draußen bleiben sollten, dann können sie leichter ins Gehirn eindringen und noch mehr Schaden anrichten. Im Zweifelsfall also abklären lassen. »Schon wieder zum Arzt mit dem Vater? Mit der Mutter?«, stöhnen Sie? Ja, ich weiß. Das ist nicht einfach. Wenn wir uns in die Lage eines Menschen mit Demenz versetzen, wird es ganz logisch, warum das nicht einfach ist.

Kommt ein demenzkranker Mensch zum Arzt …

Stellen Sie sich vor: Sie sind alt. Verwirrt. Vielleicht wissen Sie nicht mehr genau, wo Sie sind. Dann setzt man Sie in einen grell beleuchteten Raum, zieht Ihnen den Pullover hoch, drückt Ihnen etwas Kaltes auf die Brust und ruft: »Atmen Sie!« Kein Wunder, dass man dann schreit: »Lass mich in Ruhe!« Oder sich weigert. Oder weint.

Im Krankenhaus wird es noch schwieriger. Neue Umgebung, fremde Stimmen, wechselnde Gesichter – und plötzlich rollt man im Bett auf einen einsamen Flur, während jemand ruft: »Wir machen gleich weiter!« Und kommt erst Stunden später wieder. Es wundert mich nicht, dass Menschen mit Demenz in solchen Situationen schreien. Ich wundere mich eher, dass sie manchmal so still sind.

Was sie brauchen, ist nicht mehr Technik. Sondern mehr Beziehung. Mehr Vertrauen. Sie brauchen jemanden, der die Situation übersetzt. Der die Hand hält oder die Hand auf die Schulter legt. Eine ruhige Stimme. Jemand, der sagt: »Ich bleibe hier.« Und das dann auch tut.

Wiederholung hilft. Kleine Schritte. Erklären, was passiert – auch wenn man es hundertmal sagen muss. Immer wieder Sicherheit geben. Eigentlich muss die Untersuchung immer warten können, die Beziehung nicht. Eigentlich muss immer erst der Mensch kommen, dann die Messung. Der Alltag in der Praxis und in der Klinik lässt das leider oft nicht zu.

Wenn Sie als Angehöriger mit zum Arzt kommen können:

Tun Sie es. Beim Warten helfen. Beim Ausziehen. Beim Anziehen. Beim Papierkram. Machen Sie ein bisschen Spaß. Halten Sie die Hand. Bringen Sie den Stoffhund mit oder die Handtasche, in der immer ein Bonbon ist. Sie wissen, was hilft. Wir Ärztinnen und Ärzte machen alles mit, was uns die Arbeit erleichtert.

Sanfte Hilfe aus der Natur: Heilpflanzen gezielt einsetzen

Viele Heilpflanzen und natürliche Hausmittel können gerade älteren Menschen bei alltäglichen Beschwerden wirksam helfen – auch begleitend zur ärztlichen Behandlung:

- **Zur Stärkung des Immunsystems**: Echinacea (Sonnenhut), Cistrose, Sanddorn, Hagebutte oder Vitamin-C-reiche Lebensmittel stärken die körpereigene Abwehr.
- **Bei Erkältungen und grippeähnlichen Infekten**: Thymian (auch als Monopräparat), Ingwer oder Melisse haben antivirale Eigenschaften und können Husten und Schleimbildung lindern.
- **Bei Blasenentzündung**: Eine bewährte Kombination ist Kapuzinerkresse und Meerrettich (gibt es auch in apothekenpflichtigen Präparaten), unterstützend auch Cranberrysaft.
- **Bei Magen-Darm-Beschwerden**: Kamille, Fenchel, Kurkuma oder Melisse beruhigen den Magen. Bei Durchfall helfen geriebene Äpfel, Bananen oder Heilerde; bei Übelkeit kann Ingwer helfen.
- **Bei Muskelkrämpfen oder Herzrhythmusstörungen**: Eine ausreichende Magnesiumzufuhr kann vorbeugen und Beschwerden lindern.

Wichtig: Auch pflanzliche Mittel können Nebenwirkungen oder Wechselwirkungen haben. Stimmen Sie die Behandlung deshalb bitte mit dem behandelnden Arzt und/oder mit der Therapeutin für Naturheilverfahren ab. Und schauen Sie gerne in mein Buch »Selbst heilen mit Kräutern: Pflanzenheilkunde für zu Hause« (2019), das ich Ihnen zu diesem Thema ans Herz legen möchte.

Tipps für besseren Immunschutz bei Demenz

- **Herausfinden, wo die Infektion herkommt**: Wenn Sie einen Harnwegsinfekt vermuten, können Sie einen einfachen Urintest aus der Apotheke holen. Der gibt schnell klare Hinweise. Andere Infektionen erkennt der Hausarzt durch eine Kombination aus Blutuntersuchungen, Fiebermessung, Rachenabstrichen oder auch durch radiologische Untersuchungen, zum Beispiel der Lunge.
- **Impfungen werden besonders wichtig:** Menschen mit Demenz haben ein geschwächtes Immunsystem. Deshalb sind Schutzimpfungen (zum Beispiel gegen Grippe, Pneumokokken oder SARS-CoV-2) sinnvoll. Sie können schwere Verläufe verhindern und Krankenhausaufenthalte reduzieren. Das ist wichtig, weil ein solcher Aufenthalt die kognitiven Funktionen stark beeinträchtigen kann.
- **Entzündungen als mögliche Krankheitsverstärker:** Bei Parodontitis, Diabetes oder Übergewicht können sich im Körper »stille« Entzündungen entwickeln. Die können die Blut-Hirn-Schranke zusätzlich belasten und sind ein möglicher Risikofaktor für die Entwicklung einer Demenz. Deshalb: Zähne putzen!
- **Bewegung stärkt nicht nur das Gehirn – sondern auch die Abwehr:** Wenn Sie sich gemeinsam regelmäßig bewegen, können Entzündungswerte sinken, das Immunsystem stabilisiert sich, und das Ganze wirkt auch wie eine Art Gehirnjogging. Schon kurze Spaziergänge können einen Unterschied machen.

Der Vater kommt mir entgegen, mit einem strahlend blauen Auge. »Bist du gefallen? Hast du dich gestoßen?« – »Nein, ich doch nicht!« Schwer zu sagen, wie oft ich diesen Dialog geführt habe. Aber hätte ich ihn deshalb in einem Rollstuhl fixieren sollen? Mit dem er sich nicht einmal mehr hätte fortbewegen können, weil ihm dazu die Koordinationsfähigkeit gefehlt hätte? Nein, das wollte ich nicht. Sich bewegen können, hingehen, wo man gerade will, das gehört für mich zu einem menschenwürdigen Leben dazu. Und wenn ein älterer Mensch dann und wann stolpert, dann ist das eben so.

Menschen mit Alzheimer stürzen oft – doch woran liegt das genau? Die finnische FINALEX-Studie hat das über ein Jahr hinweg untersucht.[131] 194 Menschen mit Alzheimer nahmen teil, ihre Stürze wurden von den Angehörigen in Tagebüchern dokumentiert. Insgesamt kam es zu 355 Stürzen. Die häufigste Ursache: Stolpern. Jeder dritte Sturz führte zu Verletzungen, einige sogar zu Brüchen oder Notaufnahmen. Besonders sturzgefährdet waren die Teilnehmenden, deren Demenz schon weiter fortgeschritten war (Mini-Mental-Wert um die 10). Wer noch körperlich fit war, gut ernährt und blutdrucksenkende Medikamente bekam, fiel seltener. Wer dagegen viele Medikamente nahm – vor allem Psychopharmaka, Opioide oder Mittel mit anticholinergem Effekt (zum Beispiel gegen Inkontinenz) –, hatte ein deutlich höheres Sturzrisiko.

Natürlich ist mir bewusst, dass das nicht ungefährlich ist. Wie schnell ist eine Hüfte gebrochen, wie schnell folgt dann eine OP, vielleicht noch eine. Kaum ist die Patientin nach gelungener OP wieder in ihrem Zimmer, will sie schon aufstehen: Sie hat den Sturz vergessen, sie hat die OP vergessen, und dass sie Schmerzen hat, weiß sie auch nicht – sie fühlt sich lediglich unwohl. Insgesamt. Deshalb will sie ja loslaufen.

Verletzungen oder Operationswunden werden bei Demenz vergessen. Oft werden sie aber auch gar nicht als solche wahrgenommen. Das macht Stürze bei dieser Erkrankung so tückisch. Zumal Menschen mit Demenz ohnehin ein deutlich höheres Sturzrisiko haben. Wer das letzte Stolpern vergessen hat, passt beim nächsten Mal eben nicht besser auf. Und wird insgesamt ängstlicher.

Vor allem Menschen mit Alzheimer unterschätzen ihre Gedächtnisprobleme, zeigen aber gleichzeitig eine übersteigerte Angst vor dem Fallen – was zeigt, wie emotional, aber nicht kognitiv reflektiert ihr Erleben ist. Sie spüren Gefahr, können sie aber oft nicht benennen oder in Handlung umsetzen.[132]

Stürze verändern das Selbstbild

Nach einem Sturz berichten ältere Menschen (und auch jüngere!) oft von Scham, Ohnmacht und dem Gefühl, »nicht mehr man selbst« zu sein. Angehörige fühlen sich oft machtlos, weil Sturzprävention mit klassischem »Aufpassen« nicht mehr funktioniert. Und auch Pflegekräfte sind oft im Dilemma: Sie sollen Stürze verhindern, dürfen aber niemanden fixieren – und wollen das in der Regel auch gar nicht. Wenn etwas passiert, steht schnell die Frage im Raum, ob jemand »schuld« ist. Das erzeugt Stress – und führt manchmal zu übervorsichtiger Pflege.

Dabei gibt es Alternativen zur Fixierung: niedrig eingestellte Betten, bodennahe Matratzen, gut beleuchtete Räume mit rutschfesten Böden. Raumstrukturen, die Orientierung bieten. Und vor allem: Personal oder Angehörige, die das Sturzrisiko bedenken – aber nicht übervorsichtig das ganze Leben darum herumorganisieren.

Ein kanadisches Team schlägt einen palliativen Umgang mit wiederholten Stürzen bei fortgeschrittener Demenz vor.[133] Die Überlegung: Wenn Menschen nicht mehr »vernünftig« auf Prävention reagieren können, sollten wir den Fokus verlagern: auf Sicherheit, Schmerzfreiheit und Würde. Und sie trotzdem weiterhin so sicher wie möglich selbstständig gehen lassen. Denn: Wer immer wieder daran gehindert wird, sich frei zu bewegen, verliert Handlungsspielraum und Selbstwertgefühl. Wir können das Leben nicht vor jedem Risiko schützen (dann wäre es kein Leben mehr). Deshalb sollten wir Stürze nicht krampfhaft verhindern, sondern als Wegmarken des Lebens betrachten. Dieses Leben können und sollen wir menschenwürdig begleiten – gerade dann, wenn die Beine wackelig werden.

Was kann man tun, wenn die Stürze häufiger werden?

- **Genau hinschauen:** Blutergüsse, Schonhaltungen oder Gangveränderungen zeigen, dass etwas passiert sein könnte.
- **Technische Hilfen nutzen:** Nachtlicht mit Bewegungsmelder, Hüftprotektoren, Klebestreifen für lose Teppichkanten, »halbe Stufen« zum Anstellen – das lässt sich alles leicht besorgen. Man muss sich nur darum kümmern.
- **Emotionale Folgen ernst nehmen:** Nicht über Stürze spotten oder bagatellisieren – Angst und Scham sind real.

Zähne: »Doch, doch, die habe ich geputzt!«

Was sind eigentlich Zähne? Warum muss man sie putzen? Mit einem Dolch mit Stacheln? Und dann dieser Schaum? Wie schmeckt der? Igitt! Kein Wunder, wenn die Mutter lieber sagt: »Natürlich habe ich die Zähne geputzt!« Schmerzen im Mund werden von Menschen mit Demenz selten geäußert.

Wer das Kauen vermeidet, nimmt ab. Wer regelmäßig süße Medizin bekommt (den berühmten »Sirup«), riskiert Karies. Und wer sich dann weigert, den Mund zu öffnen – aus Überforderung oder schlichtem Widerwillen –, dessen Zähne werden von chronisch überlasteten Menschen in der Pflege dann eben nicht geschrubbt. Die Zahnpflege rutscht auf der To-do-Liste nach unten. Ganz nach unten. Gleich neben »Fußnägel schneiden« und »mal wieder an die frische Luft gehen«. Was oft übersehen wird: Auch zu wenig Zähneputzen kann das Demenzrisiko erhöhen. Genau wie zu wenig Bewegung.

Der Zusammenhang ist gut belegt. Eine umfangreiche Studie aus Korea mit über 2,5 Millionen Menschen hat gezeigt: Schlechte Zahngesundheit – Parodontitis, Karies, Zahnverlust – erhöht das Risiko für Demenz. Umgekehrt schützt regelmäßiges Zähneputzen: Wer mindestens zweimal täglich schrubbt und gelegentlich zur Prophylaxe geht, kann den kognitiven Abbau signifikant senken.[134]

Mundpflege ist eine intime Geschichte

Wenn die Demenz da ist, dann können Sie mit Zähneputzen zumindest Infektionsherde vermeiden und dafür sorgen, dass die Demenz nicht noch schneller voranschreitet. Dann allerdings lässt die Mitarbeit nach: Bei fortgeschrittener Demenz ist an selbstständige Zahnpflege kaum noch zu denken. Pflegekräfte berichten von versteinerten Mündern, dramatischen Abwehrreaktionen und Missverständnissen (»Was wollen Sie mit dem Stock in meinem Gesicht?«).

Und manchmal hilft Vormachen. Mitmachen. Den Schaum reduzieren, Kinderzahnpasta probieren, die schmeckt süßer. Die elektrische Zahnbürste im Schrank lassen, wenn das Surren Angst macht. Den Zahnersatz so umbauen lassen, dass er auch für fremde Hände leicht greifbar ist.

Zahnärztinnen und Zahnärzte könnten hier durchaus mehr leisten: Hausbesuche, spezialisierte Betreuung, ein bisschen mehr Zeit – das wäre wünschenswert. Die wenigsten sind auf demenzsensible Pflege eingestellt, viele Heime sind überfordert, und Angehörige improvisieren, so gut es geht.

Mundpflege ist Beziehungsarbeit: Wer putzen will, muss nahe ran. Das ist intim. Und nicht immer willkommen. Da ist Fingerspitzengefühl gefragt und ein bisschen Leichtigkeit. Manchmal hilft es, gemeinsam über den Schaum zu lachen, statt ihn zum Problem zu machen. Oder den eigenen Widerwillen ehrlich zuzugeben: »Ich mach das auch nicht gern – aber wir tun's trotzdem.«

Bei fortgeschrittener Demenz kann man sich ohnehin fragen: Warum muss der Zahnersatz denn unbedingt in den Mund gefummelt werden? Braucht die Mutter, der Vater das wirklich, um sich gut zu fühlen? Was ist würdevoller: Den dementen Menschen »vorzeigbar« zurechtmachen? Oder nicht? Schützt der den Konventionen entsprechende »Fassadenbau« den Menschen, auch wenn er den Sinn nicht mehr versteht?[135]

So geht's dann doch: Mundpflege bei Demenz

- **Routine statt Erinnerung:** Feste Zahnputzzeiten einführen – zum Beispiel nach dem Frühstück gemeinsam im Bad.
- **Assistieren statt kontrollieren:** Die Zahnbürste in die Hand geben, führen lassen, mitmachen – aber nicht überfordern.
- **Einfache Hilfsmittel nutzen:** elektrische Zahnbürsten mit großem Griff, Zahnpasta mit milderem Geschmack, Spiegel mit gutem Licht.
- **Professionelle Begleitung frühzeitig einplanen:** Wer schon im Frühstadium der Demenz einen stabilen Zahnarztkontakt hat, profitiert später.

Inkontinenz: »Nein, das brauche ich nicht«

Inkontinenz ist eines dieser Themen, über die man ungern spricht: Sie ist intim, peinlich, und sie riecht auch nicht gut. Viele Menschen mit Demenz merken, dass da etwas nicht mehr klappt, und improvisieren mit gestapelten Slipeinlagen, mit Deo in der Unterhose oder indem sie kaum mehr etwas trinken. Mit beginnender bis mittlerer Demenz empfinden viele Scham, haben Sorge, Angehörige zu belasten, und wollen das Problem irgendwie selbst in den Griff bekommen. Und sind dann überrascht, wenn das, was sie für unauffällig hielten, doch nicht ganz wasserdicht war.[136] Andere verlieren im Verlauf der Demenz ihre Scham. Lassen sich helfen und bedanken sich höflich. Bei fortgeschrittener Demenz passiert dann einfach, was passiert – und der Mensch, dem das passiert, dem ist es einfach wurscht.

Wenn das Gedächtnis nachlässt, leidet oft auch die Blase

Mehr als die Hälfte der Menschen mit einer Demenz hat mit Harninkontinenz zu tun – und für viele ist das belastender als die Vergesslichkeit selbst. Es geht um Angst, Scham, Schlafstörungen, eingeschränkte Alltagsaktivitäten und die Sorge, dadurch früher ins Heim zu müssen.

Ein Forschungsteam aus Bristol in Großbritannien hat deshalb eine besondere Sprechstunde eingerichtet, in der zusammen gedacht wird: die kognitive Einschränkung und die Beschwerden rund ums Wasserlassen. Die Auswertung der ersten 75 Gespräche zeigt: Die meisten litten stark unter dem Kontrollverlust. Viele konnten nicht mehr durchschlafen. Zwei Drittel gaben an, dass die Blasenprobleme sie ängstlich machen. Fast alle schämten sich dafür. Und fast alle Angehörigen fühlten sich dadurch in ihrer Pflegeaufgabe belastet – nicht zuletzt, weil nur ein Drittel überhaupt von Hilfsangeboten wusste. Das Forscherteam zieht ein klares Fazit: Harninkontinenz gehört ins Gespräch, wenn es um Demenz geht. Lebensqualität sollte jedenfalls nicht am Zustand einer Hose hängen.[137]

Nehmen Sie's, wie es kommt. Und mit Humor.

- **Vertraute Zeiten, feste Abläufe:** Führen Sie feste Toilettenzeiten ein – nicht auf Nachfrage, sondern als stillen Rhythmus: morgens nach dem Aufstehen, vor dem Essen, vor dem Zubettgehen. Am besten immer zur gleichen Uhrzeit, ohne große Ankündigung. Die Routine übernimmt, wenn das Erinnern schwerfällt.
- **So viel Hilfe wie nötig, so wenig wie möglich:** Lassen Sie der Person so viel Selbstständigkeit, wie sie noch hat. Kleine Handgriffe wie das Herunterziehen der Hose oder das Öffnen der Badezimmertür können viel bedeuten. Unterstützen Sie – aber nehmen Sie nicht gleich alles ab. Das schützt Würde und fördert Bewegung.
- **Pipi? Normal!** Entdramatisieren Sie das Gespräch über das Thema Toilette. Wenn ein Malheur passiert, reicht: »Nie ist die Toilette da, wenn man sie mal braucht.« Und dann: aufwischen, umziehen, fertig.
- **Hilfsmittel nutzen**: Es gibt auch Einlagen, die nicht superdick sind und rascheln. Die nicht schreien: »Hier passiert was Peinliches!« Ausprobieren.

»Ich hau dir gleich eine!« Wenn Demenzkranke aggressiv werden

Die meisten denken bei Demenz an Vergesslichkeit, zum Beispiel an verlegte Schlüssel. Kaum jemand denkt an Gebrüll, an Drohungen oder an Handgreiflichkeiten. Aber das passiert. Oft. Ein Drittel der Pflegenden berichtet von solchen Ausbrüchen[138] – in Pflegeheimen ist die Zahl der aggressiven Zwischenfälle noch höher. Da geht es um richtige Wutausbrüche, um Gewalt. Und diese Gewalt trifft: eine Tochter, einen Ehemann, eine Pflegerin.

Jemanden, der gerade noch gefüttert, geholfen, zugehört hat – der bekommt nun einen Schlag ab. Der wird angeschrien, gedemütigt, zurückgewiesen.

Gar nicht so selten trifft es auch die Zimmernachbarn in einem Pflegeheim. Oder einen Menschen wie Petra. 77 Jahre alt, abhängig von einer 90-jährigen Freundin, die sie herumschubst, mit Karotten schlägt, an der Supermarktkasse bloßstellt. Die Nachbarn griffen erst ein, nachdem es zwischen den beiden zu einem Streit um ein Eis gekommen war; nachdem die Ältere zu einem Kochtopf gegriffen und damit losgeschlagen hatte. Die Jüngere hat es nicht überlebt.[139]

Wir müssen genauer hinschauen. Besser verstehen. Wenn der Frontallappen geschädigt ist – da sitzen Impulskontrolle, Empathie und Urteilsfähigkeit –, dann brechen Impulse durch, die Menschen mit einem gesunden Gehirn unter Kontrolle halten können. Besonders häufig tritt aggressives Verhalten bei Alzheimer-Demenz, vaskulärer Demenz, frontotemporaler Demenz (FTD) und Demenz mit Lewy-Körperchen auf. Dabei zeigen Alzheimer-Betroffene tendenziell mehr körperliche Aggression, während bei der frontotemporalen Demenz auch soziale Enthemmung und impulsives Verhalten dominieren können. (Sich nackt ausziehen in der Fußgängerzone. Solche Sachen.)

Es gibt zwei Formen von Aggression: Die eine ist mehr emotional, mehr reagierend – etwa, wenn sich jemand überfordert, bedrängt oder nicht verstanden fühlt. Die andere Form ist geplanter, proaktiv. Da ist oft ein Wahn im Spiel. Dann wird aus dem Sohn ein »Dieb«, aus der Ehefrau eine »Feindin«. In wahnhaften Phasen sind Menschen überzeugt davon, bedroht zu werden. Und handeln entsprechend.[140] Tödliche Gewalt zwischen Bewohnern von Alten- oder Pflegeheimen kommt zwar zum Glück selten vor, aber sie kommt immer wieder vor. Etwa wenn ein Bewohner einen anderen mit einem Kissen erstickt. In den meisten Fällen handelt es sich um Menschen mit starker kognitiver Einschränkung, kombiniert mit psychotischen Symptomen.[141] Wie gesagt: Das sind Einzelfälle. Halten Sie trotzdem die Augen auf.

Besonders häufig kommt es zu verbalen Ausbrüchen – Schimpfen, Fluchen, Beleidigen. Körperliche Gewalt gibt es seltener, aber sie kommt vor. Und meistens trifft es die Falschen: Menschen, die helfen wollen. Oder solche, die durch ihre bloße Anwesenheit irritieren – weil sie laut sind, hilflos oder einfach »im Weg«. In stationären Einrichtungen erleben wir solche Spannungen jeden Tag. Besonders am späten Nachmittag, wenn sich die Lichter verändern, die Unruhe steigt, das »Sundowning« beginnt. Da häufen sich die Zwischenfälle. Manchmal reicht ein falsches Wort – und schon fliegt ein Teller.

In der Pflege wird kaum jemand für diese Entgleisungen ausgebildet. Man lernt Wundversorgung, man lernt Dokumentation. Aber wie geht man damit um, wenn ein 85-jähriger Patient einem »Drecksschlampe« ins Gesicht sagt? Oder wenn eine Bewohnerin einer anderen eine Gabel in die Hand rammt? Das lernt man nicht.

Eine meiner Patientinnen berichtete mir, dass ihr demenzkranker Mann sich in die Fantasie hineingesteigert habe, einer seiner jungen Pfleger habe eine Affäre mit ihr begonnen. »Ich weiß nicht mehr, was ich noch tun soll. Er rastet immer wieder aus«, erzählte sie mir. »Er schimpft und schreit.« Und man selbst steht da, fassungslos. Und manchmal, ja, hat man das Gefühl, man hält es nicht mehr aus. Ich verstehe das. Ich habe es oft gesehen und selbst erlebt. Wer sich kümmert, ist verletzlicher als jeder Außenstehende. Weil er liebt. Und weil er eben kein Profi ist.

Wie umgehen mit aggressiven Demenzkranken?

- **Nichts persönlich nehmen:** Wenn der an Demenz erkrankte Mensch schimpft wie ein Rohrspatz oder Ihnen die Suppe entgegenschleudert: Kopf einziehen, tief durchatmen. Das ist nicht gegen Sie gerichtet. Meist steckt dahinter Überforderung, Angst oder Frust – und eben ein Gehirn, in dem Impulse nicht mehr sozialverträglich verarbeitet werden. Ich weiß, diese Info hilft im Moment nicht viel. Aber sie schützt vielleicht Ihr Herz.
- **Validieren statt diskutieren:** Widerspruch? Bringt nichts. Wenn Ihr Vater sagt, jemand habe ihm das Abendessen geklaut, dann bitte nicht klären, wie es *wirklich* war. Lieber: »Das ärgert dich, oder?« Das nennt man Validation. Man geht auf das Gefühl ein, nicht auf den Inhalt. Und siehe da: Die Stimmung schwingt sich ins Friedliche zurück (zumindest manchmal).
- **Tonfall, Mimik, Haltung – das ganze Paket zählt:** Menschen mit Demenz verstehen oft nicht, was man sagt. Aber sie fühlen, was man fühlt, während man es sagt. Schrille Stimme, gehetzter Blick – schon ist Alarmstimmung. Also nach Möglichkeit: ruhig bleiben, freundlich schauen, keine plötzlichen Bewegungen.
- **Kein Druck, kein Drängen:** Je mehr Sie drängen, desto weniger passiert. Wenn's nicht geht: Lassen Sie es gut sein. Zehn Minuten später oder am nächsten Tag geht alles wieder besser. Je nach der Spielfreude Ihres Gegenübers können Sie den Satz »Du musst jetzt Zähne putzen« auch mal austauschen: »Wir nehmen die Eisenbahn ins Bad. Tschutschuuu!« (Oder was auch immer ankommt …)
- **Nach dem Warum fragen:** Aggression hat oft einen realen Grund. Hunger? Schmerzen? Langeweile? Hektik? Das Gefühl, nicht ernst genommen zu werden? Vielleicht auch einfach: zu viel Trubel. Wenn Sie den Auslöser finden und abstellen, wird alles wieder leichter.
- **Wenn's zu viel wird – rausgehen:** Streite mit demenzkranken Menschen kann man nicht gewinnen. Wenn die Stimmung kippt, vor allem, wenn Sie das Gefühl haben, dass Ihnen selbst demnächst die Hand ausrutschen könnte, verlassen Sie kurz den Raum. Ohne Türenknallen. Einfach: »Ich hol mal was zu trinken.« Zehn Minuten Pause. Durchatmen. Vielleicht mit jemandem telefonieren, der Ihnen guttut. Danach ist der Puls wieder normal.

- **Und Sie selbst?** Wenn Sie Menschen mit Demenz betreuen, legen Sie Ihre Messlatte auf »gut genug«. Keinesfalls auf »perfekt«. »Perfekt« macht nur Stress und hilft niemandem weiter. Um ein Kind großzuziehen, braucht es ein ganzes Dorf – so heißt es doch oft. Das Gleiche gilt für die Betreuung demenzkranker Menschen. Sie brauchen viele, viele Mithelfer! In Deutschland, Österreich und der Schweiz gibt es jede Menge Hilfsorganisationen, die Ihnen unter die Arme greifen. Damit Sie weiterleben können! (Dazu gleich mehr.)

Medizinische Maßnahmen bei Aggression

Ich verstehe das gut: Wenn jemand schreit, um sich schlägt, vielleicht sogar nachts durch die Wohnung geistert – denkt man schnell an Beruhigungsmittel. Ein Tropfen hier, eine Tablette da, damit wieder Ruhe einkehrt. Aber so einfach ist es selten. Meist lohnt es sich, erst einmal anders hinzuschauen.

Auf den Körper: Ich habe Menschen mit Demenz erlebt, die wochenlang als »schwierig« galten – bis jemand merkte: Da ist ein Pilz unter der Prothese. Oder ein alter Bruch, der schmerzt. Deshalb mein erster Rat: Lassen Sie gründlich nachsehen. Hausärztlich, zahnärztlich, augenärztlich – je nachdem. Oft steckt hinter dem Verhalten etwas ganz Simples. Und wenn das behandelt wird, kommt auch der Mensch wieder zur Ruhe. Auch die Medikamente sollten überprüft werden: Manche Präparate lösen Unruhe oder Appetitlosigkeit aus – das kann das Verhalten stark beeinflussen. Gegebenenfalls kann der Arzt die Medikation anpassen.

Dann auf den Alltag: Viele Aggressionen entstehen nicht durch die Krankheit – sondern durch Langeweile. Oder Überforderung. Oder beides. Ich weiß, das klingt banal. Ist es aber nicht. Ein strukturierter Tagesablauf hilft enorm. Nicht durchgetaktet, aber mit Rhythmus. Aufstehen, waschen, frühstücken. Etwas Bewegung. Eine Pause. Danach ein Spaziergang, Musik, ein paar Handgriffe im Haushalt. Hauptsache: keine Reizüberflutung. Kein Dauerfernsehen, kein hektisches Kommen und Gehen. Menschen mit Demenz brauchen Ruhe. Und sie brauchen Sinn. Auch wenn es nur zehn Kartoffeln sind, die sie jeden Tag schälen. Das ist dann ihre Aufgabe. Wenn man sie ihnen wegnimmt, werden sie ungemütlich. Verständlich.

Bewegung hilft: Wer sich bewegen kann, wird innerlich ruhiger. Ein Spaziergang, ein paar Übungen am Bett, zehn Minuten frische Luft auf dem Balkon – oft genügt das. Auch Musik wirkt Wunder: ein Lied aus der Jugend, ein Walzer, ein Takt auf dem Klavier. Ich habe gesehen, wie ein ganz verstörter Mensch plötzlich lächelt, wenn er *Lili Marleen* hört, und mit den Armen dazu rudert.

Und wenn trotzdem alles eskaliert? Dann reden wir über Medikamente. Aber bitte: erst dann. Und nicht aus Ungeduld, sondern nach reiflicher Überlegung. Psychopharmaka können helfen – vorübergehend. Wenn jemand sich selbst oder andere gefährdet, kann ein Neuroleptikum die Lage beruhigen. Oder ein Antidepressivum, wenn eine Depression oder Angst die Aggression verstärkt. Manche Mittel wie Mirtazapin wirken zusätzlich schlaffördernd und appetitsteigernd – das kann hilfreich sein, wenn Unruhe mit Schlafproblemen oder Gewichtsverlust einhergeht.

Aber: Das ist keine Dauerlösung. Und schon gar kein Ersatz für Zuwendung. Viele dieser Medikamente machen müde, steif und fahrig. Der Gang wird unsicher, der Appetit nimmt ab, die Sprache wird brüchiger. Es braucht Fingerspitzengefühl – und einen Arzt, der genau hinschaut. Antipsychotika erhöhen zudem das Schlaganfallrisiko und die Sterblichkeit bei Menschen mit Demenz.

Deshalb gilt: so niedrig wie möglich dosieren, engmaschig ärztlich begleiten und zeitlich befristen. Als Angehörige sollten Sie beobachten, ob das Medikament wirkt – oder ob es die Lage vielleicht sogar verschlechtert (paradoxe Reaktion). Jede medikamentöse Behandlung muss regelmäßig überprüft und bei fehlendem Nutzen abgesetzt werden. Denn Medikamente bringen Sie vielleicht über die ganz schlimmen Phasen. Aber sie ersetzen nicht das, worauf es wirklich ankommt: die Suche nach den Ursachen. Und ein Umfeld, das Halt gibt – das auch Ihnen Halt gibt.

Alles, was recht ist

Ich war mal zwei Menschen. Sie lachen? Ja, ich war zwei Menschen. Wirklich. Ich musste meinen Vater entmündigen lassen. Als er demenziell erkrankte. Das Krankenhaus hatte darum gebeten. Er konnte nicht mehr unterschreiben. Er war nicht mehr entscheidungsfähig. Sein Geist – einst so mächtig – war verschwunden.

Das war schrecklich. Einen Menschen entmündigen lassen – das heißt: ihm seine Persönlichkeit nehmen. Seine Würde antasten. Seine Eigenständigkeit auflösen. Und zugleich: sie bewahren.

Ich habe das gemacht. Ich wurde – in gewisser Weise – zu einer anderen Person. Zu einer zweiten. Nicht wie ein Schauspieler, der eine Rolle spielt. Sondern ich wurde jemand, der entscheidet, fühlt, denkt, handelt – so, wie ich glaubte, dass mein Vater es gewollt hätte. Ich habe versucht, in ihm zu sein, ohne er zu sein. Ihn zu vertreten, ohne ihn zu verraten. Das war – schwer.

Ich war gespalten. Tief gespalten. Zweigespalten, wenn man so will. Ich habe mich bei meinem Vater entschuldigt. Immer wieder. Still. Ich saß bei ihm. Habe seinen Arm gestreichelt – seinen Stumpf. Er hatte zuletzt fast ein Jahr lang nicht mehr gesprochen. Die Augen meistens geschlossen. Und trotzdem gab er uns Kraft. Durch seine Nähe. Weil er noch da war. Weil er noch Mensch war. Weil er noch Geschichte ausstrahlte.

Und ich – ich musste für ihn entscheiden. Also habe ich manchmal gedacht: Ich lege mich gedanklich zu ihm. Er lag bei uns im Wohnzimmer, im Bett. Und ich habe mich in Gedanken danebengelegt, als wollte ich ein wenig von seiner Energie herüberziehen. Um dann entscheiden zu können, was für ihn gut ist.

Soll er massiert werden? Hat er Hunger? Was kann er essen? All diese Dinge. Und die Formalitäten: Zeitung bestellen, Bankgeschäfte, Versicherungen. Alles. Ich musste entscheiden. Und organisieren. Und mit meiner Mutter sprechen – damals war sie noch nicht dement. Mit meinem Bruder überlegen. Aber entscheiden – das musste ich. Wer das jetzt liest und selbst noch nie in solch einer Situation war, kann das vielleicht nicht nachvollziehen. Aber ich kann sagen: Es war für mich ein hartes Los.

Etwas, das ich nach bestem Wissen und Gewissen getan habe. Mit Respekt. Und mit tiefer Achtung. In dem Versuch, die Würde meines Vaters nicht zu verletzen.

Nicht selten habe ich gehadert. Wenn ich heute zurückblicke, dann meine ich: Eine professionelle Supervision oder Beratung hätte mich in dieser schwierigen Lage entlasten können. Deshalb meine Empfehlung für alle in ähnlichen Situationen: Nehmen Sie professionelle Hilfsangebote in Anspruch. Frühzeitig.

Es ist eine heikle Aufgabe – und so wichtig

Im fortgeschrittenen Verlauf einer Demenz können Betroffene wichtige Entscheidungen nicht mehr selbstständig treffen. Irgendwann steht die Frage im Raum, wer rechtlich befugt ist, nötige Entscheidungen über Betreuung und medizinische Maßnahmen zu treffen. Hier kommen die *rechtliche Betreuung* (umgangssprachlich auch »gesetzliche Betreuung« genannt) oder eine *Vorsorgevollmacht* ins Spiel.

Vorsorgevollmacht: Idealerweise hat die oder der Erkrankte in einem frühen Stadium eine Vorsorgevollmacht erstellt. Mit einer solchen Vollmacht könnten Eltern ihre Kinder (oder eine andere Vertrauensperson) bevollmächtigen, in ihrem Namen Entscheidungen zu treffen, wenn sie selbst nicht mehr einwilligungsfähig sind.

Eine umfassende Vorsorgevollmacht sollte insbesondere Gesundheits- und Pflegeangelegenheiten abdecken. Hat der Vater der Tochter eine solche Vollmacht erteilt, kann sie – im Rahmen der darin festgelegten Befugnisse – zum Beispiel medizinischen Behandlungen zustimmen, Pflegeleistungen organisieren oder einen Klinikaufenthalt veranlassen, ohne jedes Mal das Betreuungsgericht einschalten zu müssen. Die Vorsorgevollmacht erlaubt es also, im Sinne des Erkrankten zu handeln, wenn dieser die Situation nicht mehr versteht.

Wichtig: Die Vollmacht muss so formuliert sein, dass sie auch eine mögliche Unterbringung sowie ärztliche Zwangsmaßnahmen umfasst. Andernfalls müsste dafür ein Gericht eingeschaltet werden.

Rechtliche Betreuung: Wenn keine gültige Vorsorgevollmacht vorliegt (was leider häufig der Fall ist), können Sie beim Amtsgericht eine rechtliche Betreuung beantragen. Das Gericht prüft die Notwendigkeit und bestellt dann einen Betreuer oder eine Betreuerin – oft nahe Angehörige, zum Beispiel die Tochter. Die Betreuung ist auf bestimmte Aufgabenkreise begrenzt, etwa Gesundheitssorge, Aufenthaltsbestimmungsrecht oder Vermögenssorge. Im Fall des aggressiven Vaters wären vor allem Gesundheits- und Aufenthaltsangelegenheiten relevant.

Die Würde des Menschen ist und bleibt unantastbar

Ein gerichtlich bestellter Betreuer dürfte dann beispielsweise für den Vater in medizinische Behandlungen einwilligen, Pflegedienste beauftragen oder – wenn unumgänglich – einer Einweisung in eine Klinik zustimmen. Allerdings unterliegt der Betreuer dabei den Vorgaben des Betreuungsrechts: *Gegen den freien Willen des Betreuten darf selbst der Betreuer keine Maßnahmen erzwingen.* Einwilligen kann er nur, wenn der Vater die Notwendigkeit mangels Krankheitseinsicht nicht mehr begreift (also nicht einwilligungsfähig ist). Sobald aber der Betroffene aktiv Widerstand leistet (zum Beispiel sich gegen eine Behandlung oder Unterbringung wehrt), spricht man von einer Zwangsmaßnahme, die strengen rechtlichen Voraussetzungen unterliegt.

Klinikaufenthalte gegen den Willen des Demenzkranken sind nur in Ausnahmefällen und mit richterlicher Genehmigung möglich. Zeigt er extreme Aggressionen, die seine eigene Gesundheit oder die Sicherheit anderer gefährden (etwa wenn er völlig die Nahrungsaufnahme verweigert, zu Hause verwahrlost oder gewalttätig wird), kann es nötig werden, ihn vorübergehend in einer geschlossenen gerontopsychiatrischen Einrichtung unterzubringen.

Solch eine Zwangseinweisung nach PsychKHG (Psychisch-Kranken-Hilfe-Gesetz des Bundeslandes) setzt akute Selbst- oder Fremdgefährdung voraus. In der Praxis wird zunächst versucht, über den Betreuer oder Bevollmächtigten eine Lösung zu finden; muss aber schnell gehandelt werden, können Polizei oder Ordnungsamt in Absprache mit Ärzten eine vorläufige Unterbringung veranlassen. Danach entscheidet ein Richter zeitnah, ob die Voraussetzungen erfüllt sind und wie lange die Unterbringung maximal dauern darf.

Für eine geplante Zwangsbehandlung oder -unterbringung benötigt ein rechtlicher Betreuer immer die Genehmigung des Betreuungsgerichts, außer es liegt eine akute Lebensgefahr vor (Gefahr im Verzug). Das Gericht muss den Betroffenen anhören und einen Verfahrenspfleger bestellen, bevor es in eine Zwangsmaßnahme einwilligt. Diese Hürden sind bewusst hoch, um die Grundrechte der an Demenz erkrankten Menschen zu schützen. Mit anderen Worten: Kinder können nicht eigenmächtig zum Beispiel ihre Eltern gegen deren Willen in eine Klinik einweisen oder fixieren lassen, es sei denn, ein Gericht hat dies ausdrücklich gestattet (oder es handelt sich um eine akute Notfallsituation).

Schutzmaßnahmen im Alltag – etwa wenn ein Mensch mit Demenz wegen Aggression oder Weglauftendenz gesichert werden muss – fallen ebenfalls unter diese Regelungen. Zum Beispiel das Anbringen von Bettgittern, Gurten oder das Abschließen der Tür, damit er nachts nicht wegläuft, sind sogenannte freiheitsentziehende Maßnahmen (FEM), die nur mit Zustimmung des Betreuers und meist mit zusätzlicher richterlicher Genehmigung zulässig sind. Ohne diese kann selbst eine gut gemeinte Fixierung als Freiheitsberaubung gewertet werden. Daher sollten die Betreuenden immer den legalen Weg einhalten: Notwendige Schutzmaßnahmen durchsprechen und genehmigen lassen und nur so lange anwenden wie absolut erforderlich.

Vorausschauend handeln – das ist das Wichtigste. Wenn Sie Menschen mit Demenz betreuen, sollten Sie mit dem behandelnden Arzt und ggf. dem Betreuungsrichter in Kontakt stehen, um im Ernstfall vorbereitet zu sein. Beispielsweise kann im Betreuerausweis gleich der Aufgabenkreis »Unterbringung« aufgenommen werden, falls absehbar ist, dass Demenzkranke vielleicht irgendwann in eine geschützte Umgebung müssen. Ebenso sollte man vorab klären, ob er bestimmte *Patientenverfügungen* aufgesetzt hat (etwa zur Lebenserhaltung oder zur ablehnenden Haltung gegenüber gewissen Behandlungen). Die Klinik muss diese Verfügung beachten. Insgesamt bietet eine eingerichtete Betreuung oder Vorsorgevollmacht *Rechtssicherheit*: Angehörige haben dann die Handlungsfreiheit, notwendige Hilfen zu veranlassen – sei es einen Kurzzeitpflegeaufenthalt zur Entlastung, eine Änderung der Wohnsituation oder im Extremfall eine Klinikeinweisung –, und der Demenzkranke ist rechtlich abgesichert.

Es ist eine heikle Aufgabe, aber es führt kein Weg daran vorbei: Sie sollten so früh wie möglich eine Vollmacht einholen oder eine rechtliche Betreuung organisieren, um zum Beispiel mit dem Arzt eventuell medikamentöse Therapien zu besprechen oder Tagespflege zu organisieren. Oder sollte die Person, die Sie betreuen, später einer stationären Aufnahme bedürfen (sei es zur Krisenintervention oder auf Dauer in einem Pflegeheim). Die rechtliche Betreuung/Vollmacht dient also *sowohl dem Schutz des Erkrankten* – weil jemand offiziell seine Interessen wahrt – *als auch der Entlastung der Angehörigen*, die handlungsfähig bleiben, wenn schwierige Entscheidungen anstehen.

Und wie geht es Ihnen?
Pflege und Selbstfürsorge

Wenn es um Demenz geht, stehen oft die Betroffenen im Mittelpunkt – verständlich. Aber eine Frage wird in all der Fürsorge gerne übersehen: Wie geht es eigentlich denen, die sich kümmern?

Nur wer sich gehalten fühlt, kann andere halten

Wer täglich organisiert, hilft, aufpasst, zuhört, Trost spendet, Essen reicht, Medikamente verwaltet, das Haus sauber hält und nachts noch aufsteht, weil wieder jemand auf Wanderschaft ist, braucht selbst Halt. Fehlt dieser, droht nicht nur Erschöpfung, sondern auch etwas Ernsteres. Studien zeigen, dass viele Angehörige in depressive Verstimmungen oder sogar in einen Burnout geraten. Und wenn sie dann selbst ausfallen, ist niemandem geholfen – am allerwenigsten dem erkrankten Menschen. **Wenn Sie einen (oder mehrere) Menschen mit Demenz betreuen, sollte das Thema Selbstfürsorge für Sie im Mittelpunkt stehen.** Wie gesagt: Wenn Sie nicht ausfallen dürfen, dann sorgen Sie dafür, dass das nicht passiert. Hier ein paar Ideen:

Selbsthilfegruppen: Viele haben dazu keine Lust und sagen: »Ich habe den ganzen Tag mit Demenz zu tun, soll ich in meiner freien Zeit auch noch darüber reden?« Klar. Das klingt erst mal nach dem Gegenteil von Erholung. Aber: Eine internationale Forschungsgruppe der Peking University und der Johns Hopkins University ist auf eine spannende Sache gestoßen.[142] Sie hat Studien durchforstet, die nicht medikamentöse Hilfen für pflegende Angehörige untersucht haben – also Angebote ohne Pillen, die aber trotzdem wirken, wie professionelles Fallmanagement, Wissensvermittlung zum Thema Demenz und Austausch mit anderen. Spannend: *Nur eine der untersuchten Maßnahmen konnte nachweislich die Lebensqualität der Angehörigen verbessern – und* *das waren Selbsthilfegruppen!* Nicht das zehnte Infoheft, nicht ein neues Onlineportal. Sondern der Austausch unter Menschen, die dasselbe erleben. Zuhören. Reden. Und ja, auch mal lachen. Über Dinge, über die man sonst fast nur noch weinen möchte.

Psychologische Beratung: Wer spürt, dass ihn immer mehr Konflikte belasten – sei es mit dem erkrankten Elternteil, mit Geschwistern oder der eigenen Lebenssituation –, sollte sich nicht scheuen, professionelle Unterstützung zu holen. Eine psychologische Beratung oder Psychotherapie kann helfen, Gefühle wie Trauer, Wut oder Schuld einzuordnen. Und entlastet dort, wo man selbst keinen Überblick mehr hat. Es ist kein Zeichen von Schwäche, sondern von Klugheit, sich Hilfe zu holen. Denn Stress macht krank – und zwar richtig. Herzinfarkt, Schlaganfall, Bluthochdruck, Diabetes: All das tritt bei pflegenden Angehörigen häufiger auf. Schon allein deshalb lohnt es sich, auf sich selbst zu achten.

Soziale Kontakte sind ein weiterer Schutzfaktor. Ein Abend beim Fußball, ein Konzert, ein Spaziergang, ein Abendessen mit Freunden – das ist keine Verschwendung von Zeit und Geld, sondern Gesundheitsvorsorge. Resilienz wird immer wieder beschrieben als seelische Widerstandskraft, fast wie eine Superkraft. Das ist ein Missverständnis: Resilienz ist ein Netzwerkeffekt. Diese Kraft entsteht im Miteinander – und gerade Frauen holen sich hier oft zu wenig Kraft. Sie wollen niemandem zur Last fallen, übernehmen die Pflege aber in den meisten Fällen und empfinden sie oft als besonders belastend. Deshalb: Nicht erst dann Hilfe suchen, wenn gar nichts mehr geht. Sondern von Anfang an. Und sich jeden Tag ehrlich fragen: Wie geht es mir eigentlich?

»Es ist gut, wenn Sie Ihren Mann pflegen. Ekeln sollen Sie sich aber nicht vor ihm. Wenn es so weit ist, ist das das Zeichen.« – »Das Zeichen?« – »Das Zeichen, dass Sie seine Obhut fremden Händen anvertrauen sollten.«[143] So diskret hat der Arzt, der Katrin Seyferts demenzkranken Mann betreut, das Thema Pflegeheim auf den Tisch gebracht. Die Aussage trifft ins Schwarze. Und trotzdem ist der Schritt, den eigenen Vater oder die eigene Mutter ins Pflegeheim zu bringen, krass. Es kann sich anfühlen wie ein Verrat. Umso größer dann die Überraschung, so war es zumindest im oben genannten Fall, dass sich der Mann im Pflegeheim pudelwohl fühlte – er erinnerte sich ohnehin kaum mehr an seine Frau. Und liebte den Schokoladenpudding über alles, den man ihm dort schüsselweise gönnte.

Fast niemand will ins Pflegeheim. Und doch leben dort über 800 000 Menschen in Deutschland, die meisten hochbetagt. Der Weg dorthin ist selten freiwillig, fast nie geplant. Er kommt oft nach einem Sturz oder nach der Nacht, in der jemand zum siebten Mal im Flur herumgeisterte. Oder nach einem Moment, in dem der Sohn sich beim Waschen des Vaters plötzlich schämt – nicht für den Vater. Für die eigene Überforderung.

Pflege zu Hause hat ihre Grenzen. Wer das nicht akzeptieren will, bringt sich selbst in Gefahr. Und den Menschen, den er eigentlich schützen will. Der richtige Zeitpunkt ist dann gekommen, wenn die Versorgung zu Hause nur noch aus Improvisation, Angst und Notlösungen besteht. Wenn der Schlaf der Angehörigen jede Nacht unterbrochen wird. Wenn der Alltag nur noch um Pflege kreist. Oder wenn die Person mit Demenz beginnt, andere zu gefährden – durch offenes Feuer, durch nächtliches Weglaufen, durch Aggressionen. Oder indem sie überall in die Wohnung pinkelt. Irgendwann geht es nicht mehr – denn Recht auf Lebensqualität haben nicht nur die Erkrankten. Sondern alle.

Wie findet man ein gutes Heim?

Als ob man immer die Wahl hätte. Wenn es um den Umzug in ein Pflegeheim geht, klingt das oft nach einer Entscheidung, die man in Ruhe abwägt – aber das ist selten der Fall. Viele Angehörige stehen unter Druck. Es muss schnell gehen. Das Heim muss erreichbar sein. Bezahlbar. Und Platz haben. Nur wenn all das erfüllt ist, kann man überhaupt darüber sprechen, worauf es sonst noch ankommt.

Und dann? Dann geht es um mehr als Sauberkeit und freie Zimmer. Es geht um Haltung. Um Atmosphäre. Um die Frage: Leben oder verwahrt werden?

Ein erstes Entscheidungskriterium ist der Umgang mit **Sicherheit und Freiheit**. Es gibt Einrichtungen, in denen es gleich am Eingang nach Desinfektionsmittel riecht – alles blitzblank, alles sicher. In anderen duftet es nach Apfelkuchen. Die einen sichern Menschen mit Weglauftendenz so, dass sie sich kaum noch bewegen können. Die anderen lassen sie mit GPS-Chip durch den Kiez spazieren – in der Hoffnung, dass sie den Weg zurückfinden. Beides hat Folgen – für die Lebensqualität wie für das Risiko. Und beides zeigt, wie unterschiedlich der Blick auf den Menschen sein kann.

Auch beim **Tagesablauf** klaffen die Konzepte auseinander. In manchen Heimen ist der Plan minutiös: Wecken um sieben, Frühstück um acht, danach Gymnastik, dann Basteln, Mittagessen, Ruhezeit, Beschäftigung, Abendessen, Nachtruhe. Für Menschen, die sich an festen Abläufen orientieren, kann das hilfreich sein. Für andere fühlt es sich wie ein Kasernenhof an.[144] In der sogenannten »Gammeloase« im Julie-Kolb-Seniorenzentrum der Arbeiterwohlfahrt in Marl – ja, die heißt wirklich so – gibt es keine festen Zeiten.[145] Wer will, kann um vier Uhr morgens frühstücken oder erst mittags. Alles liegt bereit. Die Idee: Selbstbestimmung statt Durchstrukturierung. Nicht für jeden das Richtige. Aber für manche genau das, was Würde bedeutet.

Ein weiterer Punkt: Wird alles abgenommen? Oder dürfen die Bewohner noch **mitgestalten**? In vielen Einrichtungen läuft der Alltag wie im Hotel – alle werden bedient, es soll möglichst komfortabel sein. Klingt nett. Führt aber dazu, dass Fähigkeiten schneller schwinden. In anderen Häusern dürfen die Bewohner mithelfen. Auf Pflegebauernhöfen etwa wird gemeinsam gekocht, gewaschen, der Tisch gedeckt.[146] Manche entdecken dabei Fähigkeiten wieder, die längst verloren schienen. Weil ihnen vorher zu viel abgenommen wurde.[147]

Auch bei der **Freizeitgestaltung** zeigt sich: Es geht nicht darum, wie lang der Aktivitätenplan ist. Sondern ob er passt. Plastikblumen basteln am Nachmittag ist nicht jedermanns Sache. Manche möchten einfach nur mal ein Bier trinken. Oder ihre Ruhe haben. Sehr gute Heime fragen nach Interessen. Die anderen bieten Zwangsbespaßung nach Schema F. Oder Dauerfernsehen.

Und dann ist da noch der große Rahmen: Ist das ein Ort zum Leben? Oder ein Wartezimmer auf den Tod? Etwa ein Drittel der Menschen lebt nach dem Umzug ins Heim nur noch ein Jahr. Umso wichtiger ist die Frage: Wird jemand bis zum letzten Atemzug betreut? Oder wird er in den letzten Lebenstagen noch hektisch in ein Krankenhaus verlegt, weil es an **palliativer Versorgung** fehlt?

Pflegeheime sind manchmal so anstrengend wie ein Landschulheim. Es gibt Freundschaften, Liebeleien, Klatsch und Tratsch, Ärger über Mitbewohner, die nachts randalieren oder das Dessert stibitzen. Auch das gehört dazu.

Entscheidend ist die Haltung des Personals. Laufen die Pflegekräfte mit hektischem Blick und Akten in der Hand durch den Flur? Oder setzen sie sich auch mal auf einen Stuhl, um ein paar Worte zu wechseln? Beides gibt es. Und oft liegt es gar nicht an der Einstellung der Pflegenden. Sondern daran, dass viel zu wenig Menschen da sind, um all das zu stemmen, was jeden Tag anfällt. **Das ist kein moralisches Problem. Das ist ein strukturelles.**

Deshalb sind alternative Wohnformen so gefragt. Etwa Demenz-WGs wie am Spreeufer in Berlin.[148] Oder eben die Pflegebauernhöfe. Die Wartelisten sind lang, weil sie eine Idee von Leben versprechen – auch mit Demenz. Wer ein Heim sucht, kann sich in Datenbanken wie dem Pflegenavigator der AOK[149] oder dem Pflegelotsen der Ersatzkassen[150] informieren. Dort finden sich viele sachliche Infos.

Aber das Entscheidende steht da nicht: ob jemand lacht. Ob die Augen leuchten.[151] Ob da jemand sitzt, der sich willkommen fühlt. Und genau das ist oft der beste Indikator.

VI

EINE FRAGE DER WÜRDE

Menschlichkeit, Hoffnung und Liebe

Alte Menschen werden vergesslich. Wir lieben sie über alles, und doch fordern sie uns heraus. Manchmal nerven sie uns regelrecht, denn sie zwingen uns zum Blick auf die eigene Vergänglichkeit. Gerade Letzteres aber sollten wir schätzen. Nicht von ungefähr heißt es in Psalm 90: »Lehre uns bedenken, dass wir sterben müssen, auf dass wir klug werden.« Wenn wir uns daran erinnern, erkennen wir, welche Reichtümer das Alter für uns selbst und für die Gesellschaft bereithält. Michelangelo und Tizian malten ihre bedeutendsten Werke mit über 80, Goethe schrieb die letzten bis heute frischen Verse des *Faust* mit knapp 82 Jahren. »Aber«, werden Sie jetzt sagen, »die waren ja auch nicht dement.« Warum »aber«?

Lebensfreude, jetzt erst recht!

Manche glauben, dass mit einer Demenz alles verschwindet, was das Leben lebenswert macht. Dass nur noch Defizit bleibt. Nur noch Verlust. Was für ein Irrtum.

Ich habe mit Menschen gelebt und gearbeitet, bei denen fast jede Erinnerung verblasst war. Ich habe erlebt, wie sie lachen konnten. Wie sie staunten, wie sie sich freuten über Musik, über einen Kuchen, über das warme Licht am Nachmittag. Nicht »trotz« ihrer Demenz – sondern **im Moment**. Dieser Moment – das Hier und Jetzt – verliert an Bedeutung für uns, die wir ständig an morgen denken. Wenn das episodische Gedächtnis schwächer wird, dann wird das Jetzt wichtiger. Vielleicht sogar intensiver. Wäre das nicht etwas, das wir von Menschen mit Demenz lernen können?

Lebensfreude entsteht oft da, wo nichts erwartet wird. Da sitzt ein Vogel am Vogelhaus. Da lächelt jemand. Da ist der Geschmack von Apfelkompott, wie früher.

Ich erinnere mich an eine Frau, die viele Monate kaum sprach. Dann bekam sie ein traditionelles syrisches Gericht serviert – das erste, das ihr seit Langem wieder vertraut war. Sie schaute lange auf den Teller, dann begann sie zu reden. In ihrer Muttersprache, langsam, mit Freude. Auch wenn man nicht damit rechnet: Freude ist möglich! Man kann ihr eine Chance geben, mit ein bisschen Aufmerksamkeit.[152]

Auch Bewegung macht Freude. In manchen Projekten tanzen demenzkranke Menschen barfuß.[153] Spüren. Lachen. Verbinden sich über den Körper wieder mit sich selbst. In anderen gehen sie spazieren. Nicht, um »Strecke zu machen«. Sondern um zu sehen. Zu riechen. Zu staunen.[154] Das tut gut, und schon passiert etwas. Ein Lächeln. Eine Träne. Ein »Ach ja«.

Pflegende Angehörige berichten, dass sie ihre Rolle ganz anders wahrnehmen, wenn diese kleinen Momente auftauchen. Dass das Mühsame leichter wird. Ob Demenz oder nicht: Freude passiert *zwischen* Menschen. Wir spiegeln uns. Wir atmen gemeinsam auf. Wir leben!

Jenseits aller wirtschaftlichen Überlegungen zur Optimierung unseres Gesundheitssystems stellt *Lebensqualität* für den einzelnen Menschen und für die Gesellschaft das höchste Gut dar. Das Alter darf dabei kein Gesichtspunkt sein, sonst steht irgendwann Artikel 1 unseres Grundgesetzes zur Disposition: »Die Würde des Menschen ist unantastbar.« Würde darf nicht antastbar sein, ganz gleich, ob ein Mensch unter 10 oder über 100 Jahre alt ist. Ganz gleich, ob er zur gesellschaftlichen »Wertschöpfung« beiträgt oder gerade nicht.

Doch wird ein Mensch nur nach seiner Arbeitsleistung im Beruf und seiner Funktion betrachtet, gilt derjenige als nutzlos, der außerhalb steht, sei er erkrankt, behindert oder alt. Diese Reduktion ebnet einem zynischen Menschenbild den Weg. Man denke nur an das furchtbare Naziwort vom »unwerten Leben«. Die Entsolidarisierung mit den Alten und Kranken, die wir in unserer Gesellschaft erleben, macht mir Sorgen. Und, abgesehen davon, dass hier die Würde des Menschen eben nicht gewahrt wird: Gehören wir nicht eines Tages selbst zu den Alten? Jeder von uns?

Eigentlich ist es doch so: Die Erfahrungen der Älteren bereichern die Jüngeren. Die Älteren sind das Bindeglied zur identitätsstiftenden Vergangenheit und zu den Traditionen, ohne die wir die Zukunft nicht gewinnen können. Wir stehen auf ihren Schultern, wir ehren und wir unterstützen sie, nicht zuletzt zu unserem eigenen Nutzen. Darum ging es traditionell bei unserer Fürsorge für sie. Das hat sich verändert.

Wenn Menschen alt werden, gebrechlich, dann passen sie irgendwann nicht mehr recht zu unserer »Leistungsgesellschaft«. Sie werden zur Last. Dann »kann das Sterben plötzlich nicht schnell genug gehen. Dann wird das Thema Sterbehilfe aufgebracht von Angehörigen, die besser daran täten, über die eigene

Unfähigkeit nachzudenken, mit der veränderten Situation umzugehen«, schreibt Arno Geiger. »Die Frage ist: Will man den Kranken von der Krankheit befreien oder sich selbst von der Hilflosigkeit?«[155] Das ist der Kern der Sache:

Demenz macht Angst.

Den Betroffenen. Den Angehörigen. Und der Gesellschaft. Aber Angst ist kein Naturgesetz. Man kann sich mit ihr auseinandersetzen. Sie kennenlernen. Sie entschärfen. Durch Wissen zum Thema Demenz. Durch Nähe zu Menschen mit Demenz. Durch ein neues Miteinander.

Viele Menschen mit Demenz erleben »unsere« Welt als feindlich. Sie ist es. Unsere Welt ist nicht darauf eingerichtet, dass es neben ihr noch andere Welten gibt. Verrückte Welten. Kaum einer ist vorbereitet. Es gibt kaum Raum, kaum Zeit, kaum Verständnis. So wird ein Mensch mit Demenz im Restaurant schief angeschaut, wenn er nach dem dritten Löffel wieder vergisst, wie Suppe funktioniert. Und wenn die hochbetagte Nachbarin mit dem Schlafanzug auf die Straße läuft, weiß niemand, »was man da macht«. Außer weggucken. Dabei wäre es gar nicht so schwer, das zu ändern.

Ein bisschen Schulung. Ein bisschen zuhören. Ein bisschen Bereitschaft, sich auf etwas einzulassen, das nicht glattläuft. Wenn mehr Menschen wüssten, was Demenz eigentlich ist, gäbe es weniger Unsicherheit. Mehr Mut. Ich habe oft erlebt, wie sich Menschen verändern, wenn sie anfangen zu verstehen. Plötzlich fällt das hilflose Schweigen weg – und ein Gespräch entsteht. Nicht perfekt. Aber ehrlich.

»Pflegefall« ist ein unmenschliches Wort

Was dabei hilft, ist Sprache. Wir müssen aufhören, Menschen mit Demenz aus dem Leben zu schreiben. »Pflegefall« – das ist kein harmloses Wort. Es tut weh. Es grenzt aus. Es macht klein. Dabei braucht es nicht viel, um das zu ändern. Nur andere Worte. Ehrliche Worte. Und Respekt in jedem Satz.

Ich habe Menschen mit Demenz erlebt, die noch lange mitreden wollten. Die etwas zu sagen hatten. Die einen feinen Humor hatten. Die nicht in Watte gepackt werden, sondern in Gesellschaft bleiben wollten. Dafür ist aber kein Konzept notwendig, sondern Menschen. Und Orte. Und Gemeinschaften, die nicht davon reden, wie demenzfreundlich sie sind – sondern einfach damit anfangen. Es gibt das alles ja längst (nur viel zu wenig): einen Chor, in dem alle mitsingen können. Ein Theaterstück, das gemeinsam entsteht. Ein Restaurant, in dem alle mithelfen. Ich habe gesehen, was passiert, wenn man Menschen mit Demenz in Planungsprozesse einbezieht. Nicht symbolisch. Sondern wirklich. Wenn sie sagen dürfen, was ihnen fehlt. Was sie brauchen. Und wenn man ihnen zuhört.

In einer Gesellschaft wie unserer, mit so vielen Sprachen, so vielen Kulturen, ist das besonders wichtig. Menschen mit Migrationsgeschichte haben oft weniger Unterstützung, weniger Verständnis. Mehr Scham. Mehr Schweigen. Wir müssen das aufbrechen. Übersetzen. Verbinden. Und erkennen, wie viel Stärke in dieser Vielfalt steckt.

Natürlich braucht es dafür Strukturen. Politik. Medien. Geld. Es braucht Städte, die das mitdenken. Ärzte, die Zeit haben. Pflegerinnen und Pfleger, die vorbereitet sind. Es braucht eine Haltung, die nicht wegschaut, sondern Platz schafft in der Welt für die Menschen, die mehr und mehr in ihrer eigenen, inneren Welt leben.

Ich will mit 85 noch lachen können. Arbeiten vielleicht, ein bisschen jedenfalls. Denken, mich austauschen, gebraucht werden. Mein Vater hat das geschafft – mit 85 saß er noch in seinem Büro, ganz selbstverständlich. Nicht, weil er musste. Sondern weil er wollte.

Ich liebe das Leben. Ich möchte es lange leben. Hundert Jahre und mehr wären schön. Aber nicht um jeden Preis. Ich will keine Schmerzen, keine quälenden Einschränkungen. Ich will alt werden mit einem Körper, der mitmacht. Mit einer Medizin, die mich nicht einfach abschreibt, sondern mich ernst nimmt. Mich sieht. Auch dann, wenn ich nicht mehr alles weiß, nicht mehr alles kann. Ich will nicht irgendwann verschwinden müssen, weil das System überlastet ist. Ich will nicht sterben, weil irgendjemand ausgerechnet hat, dass es günstiger wäre.

Ich wünsche mir eine Gesellschaft, die mit uns Menschen – ganz gleich, wie wir im Alter alle sein werden – gut umgeht.

Ich wünsche mir eine Gesellschaft, die ihre Schwächsten mit Respekt behandelt – nur dann ist sie eine starke, eine lebendige, eine fröhliche Gesellschaft.

Das ist meine Vision für uns alle.

Weil ich das Leben liebe, auch wenn es ver-rückt wird.

Dankeschön

Übermüdung, stressender Lebensstil, Angst, Schmerzen und nicht zuletzt die krankhafte Vergesslichkeit. Viele Menschen, aber auch ganze Gesellschaften verdrängen und vergessen seit Jahrtausenden traumatisierende Ereignisse. Doch jede Art von Aggressionen, der Verlust geliebter Menschen, das Vergessen des Unheils, das Pandemien und ganz besonders die Kriege und vieles mehr anrichten, wirkt unverarbeitet bzw. »unbehandelt« krankmachend.

Die Auseinandersetzung damit und die kontinuierliche Konfrontation und Betreuung von vier lieben Menschen mit Demenz in meiner eigenen Familie und anderen über viele Jahrzehnte, haben meinen menschlichen und medizinischen Werdegang stark beeinflusst und geprägt. Nichtsdestotrotz, „Humor ist, wenn man trotzdem lacht«, mit einer gewissen Leichtigkeit und Heiterkeit selbst extreme Situationen meistert. Bis zuletzt … Die Lust und große Freude, leben zu dürfen, ist mir nicht genommen. Ganz im Gegenteil! Deshalb sind meine Gedanken und Vorschläge zum Umgang mit der VERGESSLICHKEIT für Betroffene, Angehörige, Freunde und der Gesellschaft in diesem Buch nachzulesen.

Ich danke euch und Ihnen allen von ganzem Herzen, die Ihr mir bis heute mit Verständnis, Mut und Tatkraft, mit Fröhlichkeit und Liebe zur Seite gestanden habt und wir uns gemeinsam stützen konnten, mein lieber Herbert und meine liebe Anja, lieber Till, liebe Ricki, liebe Lotta und lieber Ben und all den anderen Lieben in Euren Familien. Auch Euch ein herzliches Dankeschön, liebe Wanda und liebe Goischa – stellvertretend für alle Pflegenden – für Eure liebevolle langjährige Pflege in Lebensgemeinschaft mit unserer Eltern. Ganz besonders herzlich danke ich Ihnen, liebe Frau Anne Jacoby, die Sie immer ein offenes Ohr für mich hatten, über den so tiefgründigen Gedankenaustausch – immer mit einer Prise Humor gespickt – und Ihre unermüdliche Unterstützung bei der Entstehung und Realisation dieses Buches. Ebenso ein großes Dankeschön an Dich, lieber Georg Francken, der Du mir, wie immer, so freundschaftlich und engagiert lektorierend zur Seite stehst.

Und last but not least geht mein Dankeschön an die Lektorin Frau Ginolas vom Ludwig-Verlag mit ihrem wunderbaren Team. Ohne Euch wäre dieses so wichtige Werk nicht geboren worden. Über die Unterstützung und das immer so große Vertrauen des gesamten Penguin Random House-Teams in mich und meine Arbeit freue ich mich nach wie vor riesig.

Danke, Danke, Danke.

Und bitte nie das Lächeln vergessen! Es ist die kürzeste Verbindung zwischen uns Menschen!!!

Herzlichst,
Euer
Dietrich Grönemeyer

Anhang

Die wichtigsten Hilfsangebote in Deutschland

Tagespflege: Entlastung im Alltag – für beide Seiten

In einer Tagespflegeeinrichtung wird der demenziell erkrankte Mensch tagsüber betreut und begleitet – halbtags oder ganztags, meist durch erfahrenes Fachpersonal. An einigen Tagen pro Woche könnte er morgens dorthin gebracht oder auch per Fahrdienst abgeholt werden. Den Tag verbringt er in Gesellschaft: mit gemeinsamen Mahlzeiten, spielerischen oder kreativen Angeboten, vielleicht auch mit etwas Gymnastik oder Musik. Am späten Nachmittag kehrt er in sein gewohntes Zuhause zurück.

Für betreuende Angehörige bedeutet das: Es entstehen regelmäßig kleine Zeitfenster, um einmal durchzuatmen, sich zu erholen oder eigenen Terminen nachzugehen – in dem beruhigenden Wissen, dass der Erkrankte gut umsorgt ist. Viele Tagespflegen bieten außerdem feste Mahlzeiten in geselliger Runde an, was hilfreich sein kann, gerade wenn der Appetit zu Hause nachlässt oder das Thema Essen durch Konflikte belastet ist. Studien zeigen: Wer Tagespflege nutzt, entlastet sich spürbar. Die Pflegekasse übernimmt je nach Pflegegrad einen Großteil der Kosten – und der Alltag wird ein wenig leichter.

Professionelle Hilfe für zu Hause

Ein ambulanter Pflegedienst kommt zu Ihnen nach Hause und unterstützt Sie bei der Pflege. Die Einsätze können flexibel vereinbart werden – etwa täglich oder mehrmals pro Woche zu bestimmten Zeiten. Zum Beispiel könnte morgens oder mittags eine Pflegekraft kommen, um den Vater beim Essen zu unterstützen oder ihm das Essen »anzureichen« (füttern auf würdige Art) und gleichzeitig die Tochter zu entlasten. Manche Demenzkranke nehmen die Hilfe von außen sogar besser an als die von ihren Angehörigen, weil die professionelle Pflegeperson mit emotionalem Abstand und Erfahrung herangeht. Der Pflegedienst kann auch bei der Körperpflege helfen (was oft ebenfalls Aggression auslöst, wenn es nahe Angehörige allein versuchen) oder andere Aufgaben übernehmen. Regelmäßige Unterstützung durch Fachkräfte reduziert die Belastung der Angehörigen enorm und kann Burn-out vorbeugen. Die Kosten hierfür trägt teils die Pflegeversicherung (Pflegesachleistungen), abhängig vom festgestellten Pflegegrad.

Demenz-Beratungsstellen: Hier finden Sie alles, was Sie wissen müssen

In fast allen Regionen gibt es spezialisierte Beratungsstellen, häufig organisiert von der Alzheimer Gesellschaft oder Wohlfahrtsverbänden (Caritas, Diakonie und so weiter). Dort erhalten Angehörige fachliche Beratung, Information und seelische Unterstützung im Umgang mit Demenz. Geschulte Berater können individuell auf die Situation eingehen – etwa Tipps geben, wie man mit Aggression umgeht, welche Entlastungsangebote vor Ort verfügbar sind und wie man finanzielle Hilfen (Pflegegrad, Entlastungsbetrag und dergleichen) beantragt. Oft wissen Angehörige gar nicht, welche Möglichkeiten es gibt; die Beratungsstellen können einen *Versorgungsplan* mitentwickeln.

Außerdem vermitteln sie auf Wunsch geschulte Demenzbetreuer (»Alltagsbegleiter«), die stundenweise zu Hause vorbeikommen, um den Patienten zu betreuen (spazieren gehen, Gespräche, Spiele), während der Angehörige Pause hat. Adressen von Demenz-Beratungsstellen findet man zum Beispiel über die Website der Deutschen Alzheimer Gesellschaft oder beim Pflegestützpunkt der Gemeinde. Diese Beratung ist meist kostenlos.

Selbsthilfegruppen für Angehörige

Der Austausch mit anderen pflegenden Angehörigen, die Ähnliches erleben, kann ungemein entlastend sein. In Angehörigengruppen (oft angeboten von Alzheimer Gesellschaften, Kirchen oder Selbsthilfevereinen) können Sie Erfahrungen austauschen und Luft holen. Es ist entlastend zu wissen, dass man nicht allein ist mit der Überforderung. Die Treffen finden meist monatlich statt. Es gibt auch Onlineformate und Telefonangebote. Auch psychologische Unterstützungsangebote (Pflegekurse mit Gesprächsrunden oder individualpsychologische Begleitung) stehen zur Verfügung, um die seelische Belastung aufzufangen. Nutzen Sie diese Möglichkeiten – sie helfen, neue Kraft zu schöpfen und mit den stressigen Situationen besser umzugehen.

Kurzzeitpflege und Verhinderungspflege

Sollten pflegende Angehörige selbst krank werden, verreisen müssen oder einfach dringend Urlaub brauchen, gibt es die Option der Kurzzeitpflege. Dann kann der an Demenz erkrankte Mensch vorübergehend (für einige Tage bis Wochen) in einem Pflegeheim oder einer speziellen Kurzzeitpflegeeinrichtung untergebracht und versorgt werden. Die Pflegeversicherung übernimmt die Kosten für bis zu acht Wochen pro Jahr (Budget abhängig vom Pflegegrad). Ähnlich ist die Verhinderungspflege, bei der eine Ersatzpflege organisiert wird, wenn die Hauptpflegeperson vorübergehend ausfällt – das kann auch zu Hause durch einen Pflegedienst oder eine andere Person sein. Diese Leistungen dienen dazu, *Notfall-Überbrückungen* zu ermöglichen oder den Angehörigen eine wohlverdiente Pause zu gönnen. Manchmal reicht schon eine Woche Kurzzeitpflege, damit die pflegenden Angehörigen sich erholen und neue Geduld entwickeln können, was wiederum den Demenzkranken zugutekommt. Es ist also kein »Aufgeben«, solche Angebote zu nutzen, sondern verantwortungsbewusst – zum Wohl beider Seiten.

Niedrigschwellige Betreuungsangebote

Zusätzlich gibt es (je nach Region) ehrenamtliche Helferkreise oder Initiativen wie die »Seniorenbetreuungskreise« oder Demenz-Begleitdienste. Gegen eine geringe Aufwandsentschädigung besuchen geschulte Ehrenamtliche den Demenzkranken zu Hause, lesen vor, gehen spazieren oder sind einfach anwesend, damit die Pflegeperson mal für zwei Stündchen das Haus verlassen kann. Solche Angebote können oft über den monatlichen Entlastungsbetrag der Pflegekasse finanziert werden. Erkundigen Sie sich bei der Pflegeberatung nach solchen Diensten.

Nehmen Sie Entlastung frühzeitig in Anspruch

Es spricht für Ihre Stärke, wenn Sie sich Hilfe holen. Nur wenn Angehörige selbst gesund und ausgeglichen bleiben, können sie auf Dauer den Erkrankten gerecht werden. Angehörige, die Hilfe von außen annehmen, verhindern, dass die Situation eskaliert oder sie irgendwann völlig erschöpft aufgeben müssen. Die Pflegeversicherung und soziale Träger stellen zum Glück viele Hilfen bereit; diese zu kennen und zu nutzen, ist entscheidend. Planen Sie feste Auszeiten ein (etwa einmal die Woche einen freien Nachmittag, während jemand anderes übernimmt).

Schaffen Sie sich ein Netzwerk aus professionellen Diensten und Ihrem privaten Umfeld (Freunde, Nachbarn, weitere Verwandte), das Sie bei Bedarf aktivieren können. Denn niemand schafft eine solche Herausforderung ganz allein. Sollte trotz aller ambulanten Hilfen die Betreuung zu Hause irgendwann nicht mehr machbar sein (etwa wenn nächtliche Unruhezustände und dauernde Aggression die häusliche Pflege vollständig überfordern), kann immer noch über einen dauerhaften Heimeinzug nachgedacht werden. Doch jedes Jahr, das man mit guter Unterstützung zu Hause meistern kann, ist für den Demenzkranken wertvolle Zeit in vertrauter Umgebung – und dafür lohnt es sich, die Entlastungsangebote auszuschöpfen.

Informationsportale, Beratung und Austausch

Deutschland

Deutsche Alzheimer Gesellschaft e. V.
Zentrale Anlaufstelle für Informationen, Beratung und Selbsthilfeangebote rund um Demenz.
www.deutsche-alzheimer.de

Bundesministerium für Bildung, Familie, Senioren, Frauen und Jugend – Online-Ratgeber Demenz
Mit Foren, Adressdatenbanken, Projektlandkarte, Alzheimer-Telefon, News, außerdem Hinweisen zu medizinischen und rechtlichen Fragen.
www.wegweiser-demenz.de

Bundesgesundheitsministerium – Online-Ratgeber Pflege
Offizielle Informationen zu Pflegeleistungen, Anträgen, Pflegegraden und Unterstützungsangeboten.

www.bundesgesundheitsministerium.de/themen/pflege/online-ratgeber-pflege.htm

Demenzhilfe Deutschland
Unabhängiger Ratgeber mit praktischen Tipps, Informationen zu rechtlichen Fragen und Unterstützungsangeboten für Angehörige.

www.demenzhilfe-deutschland.de

Foren der Deutschen Alzheimer Gesellschaft
Plattformen für den Austausch von Erfahrungen und Informationen zwischen Angehörigen und Betroffenen.

Hier gibt es auch eine **Hotline (»Alzheimer-Telefon«)**.

www.deutsche-alzheimer.de/angebote-zur-unterstuetzung/foren

Pflege.de
Umfassendes Portal mit Ratgebern zu Pflegeformen, Finanzierung, Pflegegradrechner und praktischen Tipps für den Pflegealltag.

www.pflege.de

Forum Demenz
Informationsplattform mit Angeboten und Unterstützungsmaßnahmen für Angehörige.

www.forumdemenz.de

DeMigranz – Initiative zu Demenz und Migration
Projekt zur Verbesserung der Versorgung von Menschen mit Demenz aus migrantischen Communities.

www.bosch-stiftung.de/en/project/demigranz-german-initiative-dementia-and-migration

Essen auf Rädern, Beratung, Hausnotrufknöpfe etc.

AWO Bundesverband e. V.
Mit regionalen Beratungsangeboten für Angehörige, Online-Pflegeberatung und mehr.
www.awo.org

Deutscher Caritasverband e. V.
Infos und Beratung rund um das Thema Pflege, betreute Senioren-WGs, Altenzentren und Pflegeheime, Unterstützung beim Leben zu Hause.
www.caritas.de

Diakonie Deutschland
Die Diakonie engagiert sich in den Bereichen Gesundheit, Hospiz, Pflege, Betreuung und Begleitung älterer Menschen sowie Behinderten- und Suchtkrankenhilfe.
www.diakonie.de

Deutsches Rotes Kreuz e. V.
Beratung und Hilfe rund um die Themen altersgerechtes Wohnen, Mobilität, soziale Aktivitäten, Pflege und Betreuung.
www.drk.de

Autofahren im Alter

TÜV NORD – MobilitätsCheck für ältere Autofahrer
Freiwilliger Mobilitäts-Check, der unter anderem Reaktionsfähigkeit, Aufmerksamkeit und Belastbarkeit testet. Die Ergebnisse bleiben anonym und dienen der persönlichen Einschätzung.
www.tuev-nord.de/de/privatkunden/verkehr/psychologie-medizin-mpu/aeltere-kraftfahrerinnenkraftfahrer/

ADAC – Fahr-Fitness-Check

Fahr-Fitness-Check, bei dem Senioren ihre Fahrfertigkeiten zusammen mit qualifizierten Fahrlehrern bewerten können. Der Check ist freiwillig und hat keine Auswirkungen auf die Fahrerlaubnis.

www.adac.de/verkehr/verkehrssicherheit/aeltere-autofahrer/fahrfitnesscheck/

DEKRA – Mobilitäts-Check

Mobilitäts-Check, der eine verkehrspsychologische Untersuchung und Beratung umfasst. Die Teilnahme ist freiwillig, und die Ergebnisse sind vertraulich.

www.dekra.de/de/mobilitaets-check/

Deutsche Verkehrswacht – Sicher mobil im Alter

Programme zur sicheren Mobilität im Alter, darunter auch Informationsveranstaltungen und Beratung zur Fahreignung.

www.dvr.de/praevention/programme/sicher-mobil

Besser leben mit Demenz

Podcast für Angehörige von Menschen mit Demenz

www.demenz-podcast.de

Kostenlose Aktivierungen und Beschäftigungsideen

www.goldjahre.de

Wissenschaft und Forschung

Alzheimer Research Forum (AlzForum)

Internationale Plattform für den Austausch von Forschungsergebnissen und wissenschaftlichen Diskussionen im Bereich Alzheimer und Demenz.

www.alzforum.org

Hirnliga e. V.

Deutscher Verein zur Förderung der Alzheimer-Forschung und Unterstützung von Betroffenen und Angehörigen.

www.hirnliga.de

Österreich

Österreichische Alzheimer Gesellschaft (ÖAG)

Zentrale Anlaufstelle für Informationen, Beratung und Selbsthilfeangebote rund um Demenz.

https://alzheimer-gesellschaft.at/

Demenzportal Österreich

Umfassendes Portal mit Tipps und Informationen für den Alltag mit Demenz.

https://demenz-portal.at/

Alzheimer Selbsthilfe Österreich

Informationen über Selbsthilfegruppen in den Bundesländern.

www.alzheimer-selbsthilfe.at/

Caritas Pflege – Demenzberatung

Individuelle Beratung und Entlastung für Angehörige, auch Hausbesuche möglich.

www.caritas-pflege.at/ratgeber/angebote-fuer-angehoerige/entlastung/beratung-und-entlastung-bei-demenz/

Diakonie – Demenzberatung

Vielfältige Demenzberatungsangebote für Menschen mit Demenz, mit Verdacht auf Demenz, für Angehörige und Fachpersonen aus verschiedenen Berufsgruppen

www.diakonie.at/unsere-themen/alter-und-pflege/demenz beratung-fuer-ein-gutes-leben-mit-demenz

Volkshilfe Demenzhilfe

Unterstützung für Betroffene und Angehörige, inklusive Selbsthilfegruppen und Aktivitäten.

www.demenz-hilfe.at/

Sozialministerium – Demenzstrategie

Offizielle Informationen zu Unterstützungsangeboten und Projekten im Rahmen der Demenzstrategie.

www.sozialministerium.gv.at/Themen/Pflege/Demenz.html

Gesundheitsportal Österreich – Demenzberatung

Informationen zu Beratungsstellen, Selbsthilfegruppen und Unterstützung für Demenzkranke und Angehörige.

www.gesundheit.gv.at/service/beratungsstellen/krankheiten/gehirn-nerven/demenz-beratung.html

ÖAMTC – Fahrtechnik-Trainings für Senioren

Der Österreichische Automobil-, Motorrad- und Touring Club (ÖAMTC) bietet spezielle Fahrtechnik-Trainings für Senioren an, um die Fahrkompetenz zu erhalten und zu verbessern.

www.oeamtc.at/thema/seniorinnen-am-steuer/mobil-sein-mobil-bleiben-42239827

Kuratorium für Verkehrssicherheit (KFV)

Informationsmaterial und Programme zur Förderung der Verkehrssicherheit älterer Menschen, einschließlich Tipps zur Selbsteinschätzung der Fahrfähigkeit.

www.kfv-aktionen.at/workshop-bewusst-sicher-werkstatt

Alzheimer Schweiz
Nationale Organisation mit umfassenden Informationen, Beratung und Unterstützung für Menschen mit Demenz und ihre Angehörigen.
www.alzheimer-schweiz.ch und
https://alzguide.ch/

Angehörigengruppen – Alzheimer Schweiz
Über 120 Gruppen schweizweit bieten Hilfe zur Selbsthilfe für Angehörige von Menschen mit Demenz.
www.alzheimer-schweiz.ch/de/angebote/beitrag/angehoerigen-gruppen-hilfe-zur-selbsthilfe

Bundesamt für Gesundheit (BAG) – Demenz
Offizielle Informationen zur Demenzsituation in der Schweiz.
www.bag.admin.ch/bag/de/home/krankheiten/krankheiten-im-ueberblick/demenz.html

Demenz Forschung Schweiz – Stiftung Synapsis
Gemeinnützige Stiftung zur Förderung der Erforschung von Demenzerkrankungen.
www.demenz-forschung.ch

Touring Club Schweiz (TCS) – Fahrberatung für Senioren
Der TCS bietet Fahrberatungen für Senioren an, bei denen die Fahrkompetenz überprüft wird und individuelle Empfehlungen gegeben werden.
www.tcs.ch/de/kurse-fahrzeugchecks/kurse-fahrtrainings/senioren/

Automobilclub der Schweiz (ACS)
Fahrkurse für Seniorinnen und Senioren, in denen die Fahrkenntnisse sowie das Theoriewissen aufgefrischt und damit die Fahrkompetenz verbessert werden können.

www.acs.ch/de/verkehrssicherheit/fahrsicherheitstrainings-fuer-senioren/

Demenz?
5 Fakten zum Weitersagen

1. Was ist eigentlich Demenz?

Der Begriff Demenz umfasst viele verschiedene Erkrankungen, bei denen Denken, Gedächtnis und Verhalten beeinträchtigt sind. Am bekanntesten ist die Alzheimer-Krankheit, aber es gibt auch andere Formen wie die vaskuläre oder die frontotemporale Demenz. Allen gemeinsam ist: Das Gehirn arbeitet langsamer, Informationen gehen verloren, der Alltag wird schwieriger. Die Persönlichkeit verändert sich oft, aber der Mensch dahinter bleibt. Wichtig ist: Vergesslichkeit allein ist noch keine Demenz – sie kann aber ein erstes Anzeichen sein.

2. Ist Demenz heilbar?

Demenz ist noch nicht heilbar. Die wenigen zugelassenen Medikamente, die den Verlauf verlangsamen können, helfen im Moment nur wenigen Menschen. Es gibt aber viele andere Dinge, die den Alltag erleichtern: miteinander reden, singen, kochen, spielen, sich bewegen und vor allem tanzen – am besten gemeinsam. All das kann helfen, Lebensfreude und Orientierung zu erhalten. Und je früher die Diagnose gestellt wird, desto besser kann gegengesteuert werden. Deshalb gilt: Bei ersten Anzeichen lieber einmal zu viel zum Arzt gehen als einmal zu wenig.

3. Wie fühlt es sich an, dement zu sein?

Stellen Sie sich vor, Sie wachen in Ihrer eigenen Wohnung auf – aber alles sieht fremd aus. Sie stehen am Herd, aber wissen nicht, wozu diese Maschine gut ist. Sie schauen in den Garten und können plötzlich Salat nicht mehr von Unkraut unterscheiden. So oder ähnlich geht es vielen Betroffenen. Sie empfinden oft Unsicherheit, Scham, auch Angst. Anfangs spüren sie noch, was sie vergessen haben – und leiden darunter. Später spüren sie weniger, sind aber oft gereizt oder ziehen sich zurück.

4. Was kann ich als Angehöriger tun, wenn ich den Eindruck habe, dass jemand dement wird?

Behutsam, wertschätzend und ohne Vorwürfe: »Purzelte in letzter Zeit häufiger mal was in deinem Kopf durcheinander?« Statt: »Du bist dement!« Beobachten Sie genau: Vergisst die Person nur gelegentlich etwas, oder häufen sich die Aussetzer? Gibt es Veränderungen im Verhalten, in der Sprache, in der Bewältigung des Alltags? Holen Sie sich frühzeitig Rat und Unterstützung – zum Beispiel in der Hausarztpraxis oder in einer Demenz-Beratungsstelle. Und: Sprechen Sie *mit* der betroffenen Person, nicht nur über ihren Kopf hinweg. Sie hat die Veränderungen im Kopf oft schon selbst längst gespürt – vielleicht länger als Sie.

5. Kann man an Demenz sterben?

Ja, Demenz kann zur eigentlichen Todesursache am Lebensende werden – aber das geschieht meist erst nach vielen Jahren. Die Krankheit selbst schwächt den Körper nur langsam. Häufig kommt es aber zu Infektionen, Schluckstörungen oder Stürzen, die dann Krankheiten auslösen, die den Körper schließlich überfordern. Wichtig zu wissen: Menschen mit Demenz können bis zuletzt schöne Momente erleben – Musik hören oder tanzen, berührt werden, vertraute Stimmen wahrnehmen. Oft sind sie auch Auslöser für lustige Situationen, die man gemeinsam mit Humor nehmen kann.

8 Hacks für eine demenzfreundliche Wohnung

Was früher »so gemütlich« war – der bunte Teppich, viel Nippes in noch mehr Vitrinen, die Treppe zum Keller ohne Geländer mit einem Lichtschalter irgendwo hinter dem Regal –, das alles wird plötzlich zur Stolperfalle. Oder es macht sogar Angst. Mit ein paar einfachen Ideen können Sie jede Wohnung so verändern, dass ein dementer Mensch wieder selbstständiger leben kann und sich vor allem wieder wohlfühlt.

1. Weniger ist mehr

So gemütlich das auch immer war: In einem übervollen Raum finden sich Menschen mit Demenz nicht gut zurecht. Was wirklich gebraucht wird – Wasserflasche und Glas, Brille, Lieblingstaschentuch, Zeitung – so platzieren, dass es gut erkennbar ist. Das Gleiche gilt für bedeutsame Dinge: Bilder, wichtige Andenken, das Silbertablett von Tante Nanne. Am besten werden all diese Dinge vor Hintergründen oder auf Flächen erkannt, die selbst nicht auch noch gemustert sind. Alles, was nur irritiert, im Weg steht, offenbar nicht mehr wichtig ist, darf woanders hin.

2. Schwarze Löcher stopfen

Dunkle Muster in einem Teppich können auf Demenzkranke wie Löcher im Boden wirken. Oder wie Wasser. Jedenfalls gefährlich. Besser sind helle, einfarbige Böden – idealerweise rutschfest. Im Zweifelsfall gefährliche Teppichkanten auf dem Boden festkleben.

Auch Spiegel können irritieren: Je nach Lichteinfall wirken auch sie schwarz oder viel zu hell, oder es taucht darin vermeintlich eine fremde Person auf. (Aus diesem Grund gehen manche Demenzkranke ungern zur Toilette!) Genau beobachten und bei Irritationen den Spiegel abmontieren oder verhängen.

3. Licht an, Angst aus

Viele Menschen mit Demenz haben Angst vor dunklen Ecken – besonders in der Nacht. Installieren Sie Lichter mit Bewegungsmeldern auf dem Weg zur Toilette und auch in Richtung Keller.

4. Ein bisschen Technik macht vieles leichter

Eine Abschaltvorrichtung für den Herd und das Bügeleisen, ein Telefon mit Fotos auf den Tasten, eine Armbanduhr mit Sturzalarm und ein GPS-Tracker am Hosengürtel, ein elektronischer Schlüsselsucher, ein Überlaufschutz für Waschbecken und Badewanne – werden Sie gerne kreativ, wenn es um kleine Technik-Helferlein geht. Vielleicht nutzen Sie auch Geräte aus dem Kleinkinderbedarf wie Babyphone oder Nachtlichter. Was wirklich zu gefährlich wird (vor allem der Herd), nehmen Sie bitte vom Stromnetz.

5. Vertrautes sichtbar machen

Großmama erkennt einen vielleicht nicht mehr – aber die alten Fotos doch noch. Oder die Puppe oder das Spielzeug von früher, die Kuscheltiere der Kinder. Die Postkarten. Die Schallplatten. Die alten Fotos mit den eigenen Eltern. Die Gebetbücher. Das Lieblingsbuch aus Kindertagen … Pippi Langstrumpf lässt grüßen! Und nicht zu unterschätzen: die Kochbücher! Legen Sie diese Dinge bereit und laden Sie ein, in Erinnerungen zu schwelgen.

6. Rennstrecken abstecken

Mancher Großvater will plötzlich los. Vielleicht sucht er sein früheres Zuhause, oder er will zur Arbeit, manchmal weiß man es einfach nicht. Da hilft: Türen unsichtbar machen (mit Vorhang oder Tapete), Barrieren aufstellen (Wasserkästen, Wäscheständer und dergleichen), oder installieren Sie ein Windspiel, das klingelt, wenn jemand geht. All das ist besser als überall Ketten und Schlösser – die bringen nur Frust. Besser ist: Bewegung ermöglichen, aber in sichere Bahnen lenken.

7. Türen aushängen

Ist die Schranktür geschlossen, weiß der Mensch mit Demenz oft nicht mehr, was dahinter ist. So ist er endlos damit beschäftigt, die Türen zu öffnen, zu schließen, wieder zu öffnen. Warum nicht, wo es möglich ist, einfach die Türen abmontieren? Genauso kann es passieren, dass eine an Demenz erkrankte Person nicht mehr weiß, was hinter einer Zimmertür ist – oder auch nicht mehr weiß, was eine Türe ist. Wenn möglich, also die Tür aushängen. Und überhaupt: Schlüssel abziehen.

Statt eines übervollen Kleiderschranks bietet sich auch ein übersichtlicher Kleiderständer an. Behängt nur mit den Lieblingsdingen, die in die Jahreszeit passen.

8. Ausschildern!

Irgendwann ist nicht mehr klar, was ein Schild überhaupt sein soll. Aber bis dahin geht noch einiges: die Türen mit Schildern versehen (Küche, WC und so weiter) oder mit Bildern. Schränke können mit Piktogrammen beklebt werden (Topf, Teller und dergleichen). Bitte vorher schauen, in welcher Höhe sich der demenziell erkrankte Mensch mit seinen Augen orientiert. Wahrscheinlich ist er nicht gerade 1,80 Meter groß, sondern sehr viel kleiner und bewegt sich auch gebeugter als Sie selbst. Deshalb nicht wundern, wenn die ideale Schilderhöhe eher bei 1,50 Meter liegt – probieren Sie es aus.

8 Knotenlöser für akute Krisen

Wenn ein Mensch mit Demenz plötzlich ausrastet, ist das verstörend – selbst wenn man weiß, dass die Krankheit der Auslöser ist. Erklärungen helfen in diesem Moment selten, Schimpfen noch weniger. Was hilft, ist: durchatmen, ruhig bleiben und in kleinen Schritten weitermachen. Hier sind acht Möglichkeiten, um die Spannung zu lösen, wenn es mal wieder rappelt.

1. Wenn Worte nicht mehr wie früher funktionieren – liebevoll kommunizieren

Bei Menschen mit Demenz laufen viele Dinge innerlich durcheinander. Sie verstehen Zusammenhänge oft nicht mehr richtig, fühlen sich schnell bedrängt – das erzeugt Stress. Und dieser Stress kann sich dann in Form von Wut oder Ablehnung äußern.

Deshalb ist ein ruhiger, verständnisvoller Umgang besonders wichtig. Versuchen Sie, Ihren Vater nicht zu korrigieren oder mit Logik zu überzeugen. Sagen Sie lieber Dinge wie:

»Ich sehe, das macht dich gerade wütend.«

»Du bist heute nicht gut drauf, das ist okay.«

Solche Sätze zeigen ihm: *Ich werde ernst genommen.* Und oft reicht das schon, um die Wellen ein wenig zu glätten.

Genauso wichtig ist Ihre Körpersprache: Nähern Sie sich langsam, von vorne. Kein plötzliches Anfassen. Und bleiben Sie in Ihrem Ton sanft und freundlich, auch wenn es schwerfällt. Sie können nichts falsch machen, wenn Sie mit Herz und Ruhe handeln.

2. Was steckt hinter der Wut? – Ursachen erkennen

Versuchen Sie, sich in seinen Zustand hineinzuversetzen:

Fühlt er sich vielleicht kontrolliert?

Hat er Schmerzen?

Ist er überfordert mit dem Besteck oder dem Ablauf der Mahlzeit?

Solche Fragen helfen, hinter die Aggression zu schauen. Wenn zum Beispiel das Kauen schmerzt oder er das Gefühl hat, sich nicht mehr zurechtzufinden, ist es kein Wunder, dass er ablehnt oder ausrastet. Manchmal helfen schon kleine Veränderungen wie Fingerfood oder ein gut temperiertes Getränk. Oder eine Lieblingsspeise aus der Kindheit oder Jugend, die gut duftet und schön aussieht. Auch ein fester Tagesablauf gibt Orientierung und kann Sicherheit vermitteln.

3. Wenn es zu viel wird – kurz Luft holen

Wenn Sie merken, die Situation kippt, gönnen Sie sich eine Pause. Gehen Sie kurz aus dem Raum, atmen Sie tief durch. Ihr Vater wird sich wahrscheinlich auch beruhigen, wenn die Spannung nicht weiter geschürt wird. Und denken Sie immer daran: Sie müssen nicht »gewinnen«. Es geht nicht darum, recht zu haben, sondern um Frieden.

4. Hilfe holen ist ein Zeichen von Stärke

Viele Angehörige denken: *Ich muss das allein schaffen.* Aber das stimmt nicht. Es gibt viele Stellen, an die Sie sich wenden können – Tagespflegen, Pflegedienste, Beratungsstellen. Oft wird die Situation für beide leichter, wenn noch jemand von außen kommt. Vielleicht isst der Vater in der Tagespflege sogar besser – einfach, weil er dort andere Menschen sieht oder sich weniger unter Druck fühlt.

Und auch Sie dürfen sich Pausen gönnen. Ein freier Nachmittag in der Woche oder ein paar Tage Kurzzeitpflege sind keine Schwäche – sie sind notwendig, damit Sie Kraft behalten.

5. Liebe geht auch durch den Magen – auch mit Umwegen

Wenn das Essen zum Kampf wird, hilft es oft, neue Wege zu finden. Versuchen Sie:

- kleine, handliche Portionen (zum Beispiel Käsewürfel, Obststücke, Butterbrote in Häppchen)
- gemeinsame Rituale (zusammen den Tisch decken, Lieblingsgeschirr verwenden)
- vertraute Gerüche (frisch gekochte Suppe, ein Hauch Zimt oder Vanille)
- Mahlzeiten zur besten Tageszeit (einige Demenzkranke essen vormittags besser, andere am Nachmittag)

Und vor allem: Nehmen Sie den Druck raus. Wenn die erkrankte Person heute wenig isst, probieren Sie es später noch mal. Jeder Bissen zählt. Und jedes Lächeln auch.

6. Und was, wenn doch mehr dahintersteckt?

Wenn das aggressive Verhalten sehr ausgeprägt ist oder sich verschlimmert, kann auch eine körperliche oder seelische Ursache dahinterstecken – etwa Schmerzen, eine Infektion oder eine Depression. Dann ist es wichtig, mit dem Arzt zu sprechen. Auch über eine mögliche Medikation – allerdings nur als letztes Mittel und gut begleitet.

7. Rechtliches: Gut vorbereitet sein

Wenn die erkrankte Person medizinische Hilfe ablehnt oder Entscheidungen nicht mehr treffen kann, kann eine Vorsorgevollmacht oder rechtliche Betreuung notwendig sein. Diese gibt Ihnen die Möglichkeit, in seinem Sinne zu handeln – zum Beispiel bei ärztlicher Behandlung oder in einer Krisensituation. Auch das ist ein Zeichen von Fürsorge.

8. Und das Allerwichtigste: Sie sind auch wichtig!

Aggression bei Demenz ist kein Angriff auf Sie – sondern ein Zeichen dafür, dass das Gehirn nicht mehr in der Lage ist, sozialverträgliches Verhalten zu steuern. Mit Ruhe, Verständnis, ein bisschen Detektivarbeit und einer Portion Humor lassen sich viele dieser schwierigen Situationen entschärfen. Ihr geliebter Mensch spürt, dass Sie für ihn da sind – auch wenn er es nicht mehr sagen kann … und wenn Sie irgendwann nicht mehr zurechtkommen (was eher die Regel als die Ausnahme ist), nehmen Sie bitte selbst psychologische oder auch medizinische Hilfe an. Oder sprechen Sie mit einem Coach oder mit einer Telefonhotline. Diese sind auf Demenz spezialisiert:

Hier gibt es Hilfe per Telefon:

Deutschland: Alzheimer-Telefon der Deutschen Alzheimer Gesellschaft

Das Alzheimer-Telefon ist eine bundesweite Anlaufstelle für Angehörige, Betroffene und Fachleute. Ob es um erste Symptome, rechtliche Fragen, Pflegeorganisation oder schwierige Entscheidungen geht – hier wird individuell und verständnisvoll geholfen, kostenfrei und auf Wunsch anonym. Auch Informationen zu regionalen Unterstützungsangeboten und zur Pflegeversicherung gehören zum Service. Jedes Jahr wenden sich zwischen 5000 und 6000 Menschen mit ihren Fragen zur Erkrankung, zum Umgang im Alltag oder zu Entlastungsmöglichkeiten an das Beratungsteam.

Montag bis Donnerstag von 9 bis 18 Uhr sowie Freitag von 9 bis 15 Uhr

Telefon: **030 259 37 95 14**

Website: www.deutsche-alzheimer.de

Österreich: Angehörigengespräch für Pflegende

Als Unterstützungsmaßnahme für pflegende Angehörige bietet das Sozialministerium österreichweit das kostenlose »Angehörigengespräch« an, das von Psychologinnen und Psychologen durchgeführt wird. Das Gespräch kann zu Hause, an einem anderen Ort, telefonisch oder online stattfinden. Bei Bedarf können bis zu zehn Termine vereinbart werden.

Telefon: 050 808 2087

E-Mail: angehoerigengespraech@svqspg.at (Anfrage Angehörigengespräch)

wunschhausbesuch@svqspg.at (Anfrage Hausbesuch)

Broschüre: https://broschuerenservice.sozialministerium.at/Home/Download?publicationId=667

Schweiz: Alzheimer-Telefon

Telefon: **058 058 80 00**

Erreichbarkeit: Montag bis Freitag 8 bis 12 Uhr und 13.30 bis 17 Uhr

Hier können sich Angehörige, Betroffene und Fachleute kostenlos und diskret zu allen Fragen rund um das Thema Demenz beraten lassen. Das Alzheimer-Telefon hilft, demenzspezifische Alltagssituationen besser zu bewältigen, passende Entlastungsangebote in der Nähe zu finden und geeignete Pflegeeinrichtungen auszuwählen. Auch bei Unsicherheiten im Umgang mit ersten Anzeichen, bei rechtlichen oder finanziellen Fragen sowie bei der Begleitung nach der Diagnose stehen geschulte Fachkräfte mit Rat und Auskunft zur Seite.

Website: www.alzheimer-schweiz.ch

Anmerkungen

1 Deutsche Alzheimer Gesellschaft: Die Häufigkeit von Demenzerkrankungen. August 2024. www.deutsche-alzheimer.de/fileadmin/Alz/pdf/factsheets/infoblatt1_haeufigkeit_demenzerkrankungen_dalzg.pdf

2 DAK: Deutsche haben immer mehr Angst vor Krankheiten. 27.11.2024. www.dak.de/presse/bundesthemen/umfragen-studien/deutsche-haben-immer-mehr-angst-vor-krankheiten_86250

3 Geiger, A.: *Der alte König in seinem Exil.* dtv, München 2024.

4 Geiger, A.: S. 11.

5 Geiger, A.: S. 96.

6 Geiger, A.: S. 186.

7 Maurer, J.: *Leergut.* Roman. S. Fischer Verlag, Frankfurt/Main 2024; zit. nach Weber, A.: Alzheimer besser verstehen. 27.10.2024. www.sueddeutsche.de/bayern/alzheimer-roman-joerg-maurer-leergut-lux.QQvzR8RwAy57Wa1Cj357Lr

8 Geiger, A.: S. 89.

9 Marquard, O.: *Philosophie des Stattdessen. Studien.* Reclam, Stuttgart 2009, S. 126.

10 Vgl. Marquard, O.: S. 60.

11 Seyfert, K.: *Lückenleben.* DVA, München 2024, S. 107.

12 Geiger, A.: S. 118.

13 Arno Geiger hat für diesen Gedanken eine schöne Formulierung gefunden: »Es gibt da etwas zwischen uns, das mich dazu gebracht hat, mich der Welt weiter zu öffnen. Das ist sozusagen das Gegenteil von dem, was der Alzheimerkrankheit

normalerweise nachgesagt wird – dass sie Verbindungen kappt. Manchmal werden Verbindungen geknüpft. Als das vereitelt wurde, was wir uns erhofften, da erst lebten wir.« Geiger, A.: S. 17

14 Deutsche Alzheimer Gesellschaft stellt neue Zahlen zur Demenz vor: In den kommenden Jahren immer mehr Menschen betroffen. 04.09.2024. www.deutsche-alzheimer.de/artikel/deutsche-alzheimer-gesellschaft-stellt-neue-zahlen-zur-demenz-vor-in-den-kommenden-jahren-immer-mehr-menschen-betroffen
Gaschler, K.: Wie sich das Risiko für Demenz senken lässt. 01.08.2024. www.spektrum.de/news/praevention-wie-sich-das-demenzrisiko-senken-laesst/2226611
Wolters, F. J., Chibnik, L. B., Waziry, R. et al.: Twenty-seven-year time trends in dementia incidence in Europe and the United States: The Alzheimer Cohorts Consortium. *Neurology.* 2020;95(5):e519-e531.

15 Bundesinstitut für Arzneimittel und Medizinprodukte. Kapitel V, Psychische und Verhaltensstörungen. Unter: https://klassifikationen.bfarm.de/icd-10-who/kode-suche/htmlamtl2019/block-f00-f09.htm

16 Ueno, A., Hamano, T., Enomoto, S. et al.: Influences of Vitamin B_{12} Supplementation on Cognition and Homocysteine in Patients with Vitamin B_{12} Deficiency and Cognitive Impairment. *Nutrients*. 2022 Apr 2;14(7):1494.
Moore, E., Mander, A., Ames, D. et al.: Cognitive impairment and vitamin B_{12}: a review. *Int Psychogeriatr*. 2012 Apr;24(4):541–56.
Gil Martínez, V., Avedillo Salas, A., Santander Ballestín, S. et al.: Vitamin supplementation and dementia: a systematic review. *Nutrients*. 2022;14(5):1033.

17 McSpadden, K.: You Now Have a Shorter Attention Span Than a Goldfish. 14.05.2015. https://time.com/3858309/attention-spans-goldfish/

18 Fisher, S., Manuel, D. G., Spruin, S. et al.: Life expectancy and health care utilization of individuals with dementia in Ontario, Canada: a population-level study. Int J Popul Data Sci. 2020;5(5). doi:10.23889/ijpds.v5i5.1428

19 Amano, T., Reynolds, A., Scher, C., Jia, Y.: The Effect of Receiving a Diagnosis of Alzheimer's Disease and Related Dementias on

Social Relationships of Older Adults. Dement Geriatr Cogn Disord. 2021;50(4):401–406.
20 »Spöksken« bedeutet so viel wie kleiner Scherz, Ulk oder spaßiger Unfug. Im Ruhrgebiet wird das Wort gern liebevoll gebraucht, wenn jemand herumalbert oder Blödsinn macht.
21 Orangen wurden erst in den 1960er-Jahren zu einer Standardware für deutsche Haushalte, den Avocado-Hype gibt es erst seit etwa 2010.
22 Piller, C.: Picture imperfect. Scores of papers by Eliezer Masliah, prominent neuroscientist and top NIH official, fall under suspicion. 26.09.2024. www.science.org/content/article/research-misconduct-finding-neuroscientist-eliezer-masliah-papers-under-suspicion
23 ARD: EU-Kommission lässt neues Alzheimer-Medikament zu. 15.04.2025. www.tagesschau.de/wissen/gesundheit/alzheimer-lecanemab-eu-100.html
24 Snowdon, D.: Aging With Grace. Bantam Books, New York 2001.
25 Reardon, S.: Kein Alzheimer trotz Disposition. 15.02.2025. www.spektrum.de/news/alzheimer-kein-alzheimer-trotz-disposition/2253122
26 Eyting, M., Xie, M., Michalik, F. et al.: A natural experiment on the effect of herpes zoster vaccination on dementia. *Nature*. 2025;641:438–446.
27 Taquet, M., Dercon, Q., Todd, J. et al.: The recombinant shingles vaccine is associated with lower risk of dementia. *Nat Med*. 2024;30:2777–2781.
28 März, S,: Die Wurzel des Übels. 06.11.2024. www.spektrum.de/news/mitochondrien-schuld-an-alzheimer-und-co/2228363
Piaceri, I., Rinnoci, V., Bagnoli, S. et al.: Mitochondria and Alzheimer's disease. *J Neurol Sci*. 2012;322(1–2):31–34.
29 Abouelmagd, M., AbdelMeseh, M., Elrosasy, A. et al.: Adverse childhood experiences and risk of late-life dementia: a systematic review and meta-analysis. *Soc Psychiatry Psychiatr Epidemiol*. 2025;60(5):1087–1098.
30 Desmarais, P., Weidman, D., Wassef, A. et al.: The interplay between post-traumatic stress disorder and dementia: a systematic review. *Am J Geriatr Psychiatry*. 2020;28(1):48–60.

31 Alzheimer's Association: Traumatic Brain Injury (TBI). Unter: www.alz.org/alzheimers-dementia/what-is-dementia/related_conditions/traumatic-brain-injury

32 Meiler, O.: Der französische Rugby-Star von einst kann sich an nichts mehr erinnern. 14.04.2025. www.sueddeutsche.de/sport/rugby-frankreich-sebastien-chabal-neurologie-li.3236489
Chabal, S.: »Je me souviens d'aucun match« (amnésie, rencontre virulente avec son beau-fils). https://www.youtube.com/watch?v=hAeVfC_P-XE

33 Pugh, M., Jaramillo, C., Eapen, B. et al.: Severity of traumatic brain injury and dementia in veterans from the Afghanistan and Iraq wars. *Neurology*. 2013;80(7_Supplement):P03.099.

34 Oudin, A., Forsberg, B., Adolfsson, A. et al.: Traffic-related air pollution and dementia incidence in Northern Sweden: a longitudinal study. *Environ Health Perspect*. 2016;124(3):306–312.

35 Peters, R., Ee, N., Peters, J. et al.: Air pollution and dementia: a systematic review. *J Alzheimers Dis*. 2019;70(s1):S145–S163.

36 WHO: WHO global air quality guidelines. 2021. https://iris.who.int/bitstream/handle/10665/345329/9789240034228-eng.pdf

37 Nihart, A., Garcia, M., El Hayek, E. et al.: Bioaccumulation of microplastics in decedent human brains. *Nat Med*. 2025;31:1114–1119.

38 Livingston, G. et al.: Dementia prevention, intervention, and care: 2024 report of the Lancet standing Commission. *The Lancet*. 2024;404(10452):572–628.
Unter: www.thelancet.com/commissions/dementia-prevention-intervention-care

39 satz-bau Leingärtner, Nabburg, 2025, nach einer Vorlage von Livingston, G. et al.: Dementia prevention, intervention, and care: 2024 report of the Lancet standing Commission. The Lancet. 2024. Unter: https://www.thelancet.com/pb/assets/raw/Lancet/infographics/dementia-2017/image-1721911723223.pdf

40 Yang, S., Lee, H., Huang, C. et al.: Efficacy of Tai Chi-style multi-component exercise on frontal-related cognition and physical health in elderly with amnestic mild cognitive impairment. *Front Aging*. 2021;2:636390.

41 Gu, R., Gao, Y., Zhang, C. et al.: Effect of Tai Chi on cognitive

function among older adults with cognitive impairment: a systematic review and meta-analysis. *Evid Based Complement Alternat Med*. 2021;2021:6679153.

42 Yamasaki, T.: Benefits of table tennis for brain health maintenance and prevention of dementia. *Encyclopedia*. 2022;2(3):1577–1589.

43 Fujiyama, H., Hinder, M., Garry, M. et al.: Slow and steady is not as easy as it sounds: interlimb coordination at slow speed is associated with elevated attentional demand especially in older adults. *Exp Brain Res*. 2013;227(2):289–300.

44 Vgl. Diakonie Schweinfurt und das Mehrgenerationenhaus Schwebheim: www.mehrgenerationenhaus-schwebheim.de/fileadmin/dateien/dokumente/BrainGym_Heft_01.pdf

45 Kivimäki, M., Singh-Manoux, A., Pentti, J. et al.: Physical inactivity, cardiometabolic disease, and risk of dementia: an individual-participant meta-analysis. *BMJ*. 2019;365:l1495.

46 Turner, A., Hoyos, C., Mowszowski, L. et al.: Obesity and oxidative stress in older adults at risk for dementia: a magnetic resonance spectroscopy study. *Alzheimer Dis Assoc Disord*. 2021;35(2):121–127.

47 Spalletta, G., Iorio, M., Vecchio, D. et al.: Subclinical cognitive and neuropsychiatric correlates and hippocampal volume features of brain white matter hyperintensity in healthy people. *J Pers Med*. 2020;10(4):172.

48 Das Thema entdeckte ich hier: Berndt, C.: Beeren helfen gegen geistigen Abbau? Was Demenz-Studien herausgefunden haben. 30.05.2023. www.sueddeutsche.de/gesundheit/aepfel-demenz-geistiger-abbau-ernaehrung-flavonoide-beeren-schutz-1.5888348

49 Yeh, T., Yuan, C., Ascherio, A. et al.: Long-term dietary flavonoid intake and subjective cognitive decline in US men and women. *Neurology*. 2021;97(10):e1041–e1056.

50 Im Vergleich zu dem Fünftel der Menschen, die am wenigsten sekundäre Pflanzenstoffe zu sich nahmen.

51 Brickman, A., Yeung, L., Alschuler, D. et al.: Dietary flavanols restore hippocampal-dependent memory in older adults with lower diet quality and lower habitual flavanol consumption. *Proc Natl Acad Sci U S A*. 2023;120(23):e2216932120.

52 Kennedy, D., Scholey, A.: The psychopharmacology of European

herbs with cognition-enhancing properties. *Curr Pharm Des.* 2006;12(35):4613–4623.

53 Ebd.

54 Pagotto, G., Santos, L., Osman, N. et al.: Ginkgo biloba: a leaf of hope in the fight against Alzheimer's dementia: clinical trial systematic review. *Antioxidants (Basel).* 2024;13(6):651.

55 Seibel, R., Schneider, R., Gottlieb, M.: Effects of spices (saffron, rosemary, cinnamon, turmeric and ginger) in Alzheimer's disease. *Curr Alzheimer Res.* 2021;18(4):347–357.

56 Biessels, G., Despa, F.: Cognitive decline and dementia in diabetes mellitus: mechanisms and clinical implications. *Nat Rev Endocrinol.* 2018;14(10):591–604.

57 Rawlings, A., Sharrett, A., Mosley, T. et al.: Glucose peaks and the risk of dementia and 20-year cognitive decline. *Diabetes Care.* 2017;40(7):879–886.

58 Zhou, Z., Moran, C., Murray, A. et al.: Association of year-to-year lipid variability with risk of cognitive decline and dementia in community-dwelling older adults. *Neurology.* 2025;104(4):e210247.

59 Chen, Y., Yang, K., Huang, Y. et al.: Associations between lipid profiles and late-life cognitive impairment among oldest-old and centenarian adults. *MedComm.* 2023;4(5):e362.

60 Wade, G.: 100-year-olds with signs of Alzheimer's in the brain are still sharp. 16.09.2022. www.newscientist.com/article/2338185-100-year-olds-with-signs-of-alzheimers-in-the-brain-are-still-sharp/

61 Guter Überblick zu beiden Thesen: Rowan, A.: Ein Puffer gegen Alzheimer. 25.06.2024. www.spektrum.de/news/kognitive-reserve-ein-puffer-gegen-alzheimer/2203538

62 Stern, Y., Gurland, B., Tatemichi, T. et al.: Influence of education and occupation on the incidence of Alzheimer's disease. *JAMA.* 1994;271(13):1004–1010.

63 Katzman, R., Terry, R., DeTeresa, R. et al.: Clinical, pathological, and neurochemical changes in dementia: a subgroup with preserved mental status and numerous neocortical plaques. *Ann Neurol.* 1988;23(2):138–144.

64 Spiegel Wissenschaft: »Normal leben mit einem Zehntel Gehirn«. 20.07.2007. www.spiegel.de/wissenschaft/mensch/medizinischer-

sonderfall-normal-leben-mit-einem-zehntel-gehirn-a-495586.html
65 Meng, X., D'Arcy, C.: Education and dementia in the context of the cognitive reserve hypothesis: a systematic review with meta-analyses and qualitative analyses. *PLoS One*. 2012;7(6):e38268.
66 Wilson, R., Yu, L., Lamar, M. et al.: Education and cognitive reserve in old age. *Neurology*. 2019;92(10):e1041–e1050.
67 Boros, B., Greathouse, K., Gentry, E. et al.: Dendritic spines provide cognitive resilience against Alzheimer's disease. *Ann Neurol*. 2017;82(4):602–614.
68 Hillienhof, A.: Melanomentstehung: Wissenschaftler untersuchen Nervenprotein. Deutsches Ärzteblatt 37/2020. www.aerzteblatt.de/archiv/melanomentstehung-wissenschaftler-untersuchen-nervenprotein-d2fb35d1-598f-427a-aa0c-a8f2ba47eb4f
69 Atef, R., Michalowsky, B., Raedke, A. et al.: Impact of hearing aids on progression of cognitive decline, depression, and quality of life among people with cognitive impairment and dementia. *J Alzheimers Dis*. 2023;92(2):629–638.
70 Yeo, B., Song, H., Toh, E. et al.: Association of hearing aids and cochlear implants with cognitive decline and dementia: a systematic review and meta-analysis. *JAMA Neurol*. 2023;80(2): 134–141.
71 Gosselin, P., Guan, D., Chen, H. et al.: The relationship between hearing and mild behavioral impairment and the influence of sex: a study of older adults without dementia from the COMPASS-ND study. *J Alzheimers Dis Rep*. 2022;6(1): 57–66.
72 Marquié, M., Castilla-Martí, M., Valero, S. et al.: Visual impairment in aging and cognitive decline: experience in a memory clinic. *Sci Rep*. 2019;9(1):8698.
73 Shang, X., Zhu, Z., Wang, W. et al.: The association between vision impairment and incidence of dementia and cognitive impairment: a systematic review and meta-analysis. *Ophthalmology*. 2021;128(8):1135–1149.
74 Berndt, C.: Musik als Brücke zum Gehirn. 07.02.2024. www.sueddeutsche.de/wissen/musik-demenz-gehirn-trainiert-1.6345397
75 Nogrady, B.: Bis ins hohe Alter erinnern wir uns gut an Musik. 26.07.2024. www.spektrum.de/news/hilft-musik-beim-erinnern/2226046

76 Rouse, H., Doyle, C., Hueluer, G. et al.: Music engagement and episodic memory among middle-aged and older adults: a national longitudinal analysis. *J Gerontol B Psychol Sci Soc Sci.* 2023;78(9):1484–1492.
77 Vetere, G., Williams, G., Ballard, C. et al.: The relationship between playing musical instruments and cognitive trajectories: analysis from a UK ageing cohort. *Int J Geriatr Psychiatry.* 2024;e6061.
78 Särkämö, T., Tervaniemi, M., Laitinen, S. et al.: Cognitive, emotional, and social benefits of regular musical activities in early dementia: randomized controlled study. *Gerontologist.* 2014;54(4):634–650.
79 Baird, A., Thompson, W.: When music compensates language: a case study of severe aphasia in dementia and the use of music by a spousal caregiver. *Aphasiology.* 2019;33(4):449–465.
80 McDonough, I., Haber, S., Bischof, G. et al.: The Synapse Project: engagement in mentally challenging activities enhances neural efficiency. *Restor Neurol Neurosci.* 2015;33(6):865–882.
Einen guten Überblick bietet Anthea Rowan: Ein Puffer gegen Alzheimer. 25.06.2024. www.spektrum.de/news/kognitive-reserve-ein-puffer-gegen-alzheimer/2203538
81 Masika, G., Yu, D., Li, P.: Visual art therapy as a treatment option for cognitive decline among older adults: a systematic review and meta-analysis. *J Adv Nurs.* 2020;76(8):1892–1910.
82 Campisi, M., Cannella, L., Celik, D. et al.: Mitigating cellular aging and enhancing cognitive functionality: visual arts-mediated cognitive activation therapy in neurocognitive disorders. *Front Aging Neurosci.* 2024;16:1354025.
83 Fratiglioni, L., Wang, H., Ericsson, K. et al.: Influence of social network on occurrence of dementia: a community-based longitudinal study. *Lancet.* 2000;355(9212):1315–1319.
84 Beam, C., Kim, A.: Social connection, not loneliness, predicts dementia risk in Swedish older adults. *Alzheimers Dement.* 2020;16(Suppl 7):e039973.
85 Sundström, A., Westerlund, O., Kotyrlo, E. et al.: Marital status and risk of dementia: a nationwide population-based prospective study from Sweden. *BMJ Open.* 2016;6(1):e008565.

86 Shimada, H., Doi, T., Tsutsumimoto, K. et al.: Elevated risk of dementia diagnosis in older adults with low frequencies and durations of social conversation. *J Alzheimers Dis.* 2024;98(2):659–669.
87 Dodge, H., Yu, K., Wu, C. et al.: Internet-based conversational engagement randomized controlled clinical trial (I-CONECT) among socially isolated adults 75+ years old with normal cognition or mild cognitive impairment: topline results. *Gerontologist.* 2024;64(4):gnad147.
88 Otake-Matsuura, M., Tokunaga, S., Watanabe, K. et al.: Photo-integrated conversation moderated by robots for cognitive health in older adults: a randomized controlled trial. *Front Robot AI.* 2021;8:633076.
89 McDonough, I., Erwin, H., Sin, N. et al.: Pet ownership is associated with greater cognitive and brain health in a cross-sectional sample across the adult lifespan. *Front Aging Neurosci.* 2022;14:953889.
90 Qureshi, A., Memon, M., Vazquez, G. et al.: Cat ownership and the risk of fatal cardiovascular diseases: results from the Second National Health and Nutrition Examination Study Mortality Follow-up Study. *J Vasc Interv Neurol.* 2009;2(1):132–135.
91 Anstey, K., von Sanden, C., Salim, A. et al.: Smoking as a risk factor for dementia and cognitive decline: a meta-analysis of prospective studies. *Am J Epidemiol.* 2007;166(4):367–378.
92 Kawakami, S., Yamato, R., Kitamura, K. et al.: Alcohol consumption, smoking, and risk of dementia in community-dwelling Japanese people aged 40–74 years: the Murakami cohort study. *Maturitas.* 2023;176:107788.
93 Hagger-Johnson, G., Sabia, S., Brunner, E. et al.: Combined impact of smoking and heavy alcohol use on cognitive decline in early old age: Whitehall II prospective cohort study. *Br J Psychiatry.* 2013;203(2):120–125.
94 Llewellyn, D., Lang, I., Langa, K. et al.: Exposure to secondhand smoke and cognitive impairment in non-smokers: national cross sectional study with cotinine measurement. *BMJ.* 2009;338:b462.
95 Peters, R., Poulter, R., Warner, J. et al.: Smoking, dementia and cognitive decline in the elderly: a systematic review. *BMC Geriatr.* 2008;8:36.

96 Wikipedia. Jeanne Calment. Unter: https://de.wikipedia.org/wiki/Jeanne_Calment
97 Jee, H., Lee, S., Bormate, K. et al.: Effect of caffeine consumption on the risk for neurological and psychiatric disorders: sex differences in human. *Nutrients.* 2020;12(10):3080.
98 Mestanza, M., Mori-Culqui, P., Chavez, S. et al.: Changes of polyphenols and antioxidants of arabica coffee varieties during roasting. *Front Nutr.* 2023;10:1078701.
99 Eskelinen, M., Kivipelto, M.: Caffeine as a protective factor in dementia and Alzheimer's disease. *J Alzheimers Dis.* 2010;20(Suppl 1):S167–S174.
100 Cao, C., Wang, L., Lin, X. et al.: Caffeine synergizes with another coffee component to increase plasma GCSF: linkage to cognitive benefits in Alzheimer's mice. *J Alzheimers Dis.* 2011;25(2):323–335.
101 Wang, X., Ma, H., Sun, Q. et al.: Coffee drinking timing and mortality in US adults. *Eur Heart J.* 2025;46(8):749–759.
102 Zavecz, Z., Shah, V., Murillo, O. et al.: NREM sleep as a novel protective cognitive reserve factor in the face of Alzheimer's disease pathology. *BMC Med.* 2023;21(1):156.
103 Köhler, S., Soons, L., Tange, H. et al.: Sleep quality and cognitive decline across the adult age range: findings from the Maastricht Aging Study (MAAS). *J Alzheimers Dis.* 2023;96(3):1041–1049.
104 Fleckl, J.: »Der Gesunde muss lernen, nicht der Kranke«. 20.09.2023. www.sueddeutsche.de/muenchen/ebersberg/ebersberg-welt-alzheimertag-angehoeriger-hans-dieter-strack-interview-1.6244377
105 Geiger, A.: S. 11
106 de Klerk-Rubin, V.: *Demenz in der Familie. Validation für Angehörige.* Ernst Reinhardt Verlag, München 2022
107 Erdmann, A., Schnepp, W.: Conditions, components and outcomes of Integrative Validation Therapy in a long-term care facility for people with dementia: a qualitative evaluation study. *Dementia (London).* 2016;15(5):1184–1204.
108 Nakatsuka, M., Meguro, K., Tsuboi, H. et al.: Content of delusional thoughts in Alzheimer's disease and assessment of content-specific brain dysfunctions with BEHAVE-AD-FW and SPECT. *Int Psychogeriatr.* 2013;25(6):939–948.

109 Geiger, A.: S. 13

110 Geiger, A.: S. 96

111 Bayat, S., Babulal, G., Schindler, S. et al.: GPS driving: a digital biomarker for preclinical Alzheimer disease. *Alzheimers Res Ther.* 2021;13(1):115.

112 Bahia, V., Cecchini, M., Cassimiro, L. et al.: The accuracy of INECO frontal screening in the diagnosis of executive dysfunction in frontotemporal dementia and Alzheimer disease. *Alzheimer Dis Assoc Disord.* 2018;32(4):314–319.

113 Knibb, J., Hodges, J. et al.: Semantic dementia and primary progressive aphasia: a problem of categorization? *Alzheimer Dis Assoc Disord.* 2005;19(Suppl 1):S7–S14.

114 Noch mehr sehr charmante Beispiele für »Dementisch – Deutsch« in Proske, M.: *Der Demenz-Knigge. Corporate Minds,* Frankfurt am Main 2018, Seiten 119–120.

115 Seyfert, K.: S. 153.

116 Kallio, E., Hietanen, M., Kautiainen, H. et al.: Neuropsychological outcome of cognitive training in mild to moderate dementia: a randomized controlled trial. *Neuropsychol Rehabil.* 2020;31(6):935–953.

117 Naumenko, A., Preobrazhenskaya, I.: Cognitive and motor training for patients with moderate cognitive impairment and mild dementia. *Neurol Neuropsychiatr Psychosom.* 2018;10(4):81–87.

118 Van der Steen, J., Gijsberts, M., Hertogh, C. et al.: Predictors of spiritual care provision for patients with dementia at the end of life as perceived by physicians: a prospective study. *BMC Palliat Care.* 2014;13:61.

119 Cipriani, G., Nuti, A., Danti, S. et al.: ›I am dead‹: Cotard syndrome and dementia. *Int J Psychiatry Clin Pract.* 2019;23(2):149–156.

120 Cipriani, G., Carlesi, C., Lucetti, C. et al.: Eating behaviors and dietary changes in patients with dementia. *Am J Alzheimers Dis Other Demen.* 2016;31(8):706–716.

121 Salvato, G., Mercurio, M., Sberna, M. et al.: A very light lunch: interoceptive deficits and food aversion at onset in a case of behavioral variant frontotemporal dementia. *Alzheimers Dement (Amst).* 2018;10:750–754.

122 Thompson, A., Clark, C., Hardy, C. et al.: Two cases of food aversion with semantic dementia. *Neurocase*. 2016;22(3):312–316.

123 Pacyna, R., Han, S., Wroblewski, K. et al.: Rapid olfactory decline during aging predicts dementia and GMV loss in AD brain regions. *Alzheimers Dement*. 2023;19(4):1479–1490.

124 Delaide, V., Beloni, P., Labrunie, A. et al.: Impact of plate shape on the conservation of food praxis in institutionalised elderly adults with severe Alzheimer's disease or mixed dementia: Praxalim, an observational before-after non-randomized study. *Int J Nurs Stud Adv*. 2020;2:100005.

125 Broom, G., Shaw, I., Rucklidge, J. et al.: The ketogenic diet as a potential treatment and prevention strategy for Alzheimer's disease. *Nutrition*. 2019;60:118–121.
Rusek, M., Pluta, R., Ułamek-Kozioł, M. et al.: Ketogenic diet in Alzheimer's disease. *Int J Mol Sci*. 2019;20(16):3892.
Ramezani, M., Fernando, M., Eslick, S. et al.: Ketone bodies mediate alterations in brain energy metabolism and biomarkers of Alzheimer's disease. *Front Neurosci*. 2023;17:1297984.

126 Nagae, M., Umegaki, H., Suzuki, Y. et al.: Association of dehydration with development of dementia among non-demented geriatric outpatients. *Geriatr Gerontol Int*. 2021;21(10):963–964.

127 www.jellydrops.com/

128 Die Idee stammt von Prof. Dr. Walter E. Haefeli von der Medizinischen Universitätsklinik Heidelberg. Bundesministerium für Bildung und Forschung: »Probleme beim Pillenschlucken? – Praktische Tricks erleichtern das Einnehmen«. April 2015. www.gesundheitsforschung-bmbf.de/de/probleme-beim-pillenschlucken-praktische-tricks-erleichtern-das-einnehmen-3266.php

129 Ebd.

130 Busse, M., Michler, E., von Hoff, F. et al.: Alterations in the peripheral immune system in dementia. *J Alzheimers Dis*. 2017;58(4):1303–1313.

131 Perttila, N., Öhman, H., Strandberg, T. et al.: How do community-dwelling persons with Alzheimer disease fall? Falls in the FINALEX study. *Dement Geriatr Cogn Dis Extra*. 2017;7(2):195–203.

132 Kumai, K., Kawabata, N., Meguro, K. et al.: Mental and physical self-awareness of Alzheimer patients: decreased awareness of amnesia and increased fear of falling compared to views of families: the Tajiri and Wakuya projects. *Dement Geriatr Cogn Disord.* 2021;50(1):96–102.
133 Iaboni, A., Van Ooteghem, K., Marcil, M. et al.: A palliative approach to falls in advanced dementia. *Am J Geriatr Psychiatry.* 2018;26(4):407–415.
134 Yoo, J., Huh, Y., Park, S. et al.: Association between dental diseases and oral hygiene care and the risk of dementia: a retrospective cohort study. *J Am Med Dir Assoc.* 2023;24(12):1924–1930.e3.
135 Eine wunderbare Beobachtung von Seyfert, K.: S. 124.
136 Cole, L., Drennan, V: Living with incontinence: the experience of people with dementia. *Dementia (London).* 2019;18(5):1826–1839.
137 Juliebø-Jones, P., Coulthard, E., Mallam, E. et al.: Understanding the impact of urinary incontinence in persons with dementia: development of an interdisciplinary service model. *Adv Urol.* 2021;2021:9988056.
138 Hansen, B., Hodgson, N., Budhathoki, C. et al.: Caregiver reactions to aggressive behaviors in persons with dementia in a diverse, community-dwelling sample. *J Appl Gerontol.* 2020;39(1):50–61.
139 Wimmer, S.: 90-Jährige soll ihre Freundin terrorisiert und ermordet haben. 27.04.2025. www.sueddeutsche.de/muenchen/mord-muenchen-90-jaehrige-demuetigung-misshandlung-li.3238615
140 Volicer, L.: Importance of distinguishing reactive and proactive aggression in dementia care. *J Geriatr Psychiatry Neurol.* 2021;34(3):243–247.
141 Sundakov-Krumins, T., Lubbe, S., Wand, A.: Homicide and dementia: a systematic review. *Dement Geriatr Cogn Disord.* 2022;51(1):1–17.
142 Sun, Y., Ji, M., Leng, M. et al.: Comparative efficacy of 11 non-pharmacological interventions on depression, anxiety, quality of life, and caregiver burden for informal caregivers of people with

dementia: a systematic review and network meta-analysis. *Int J Nurs Stud*. 2022;129:104204.

143 Seyfert, K.: S. 123.

144 Rothhaas, J.: Leben mit Demenz: Wie Teun Toebes mit 23 freiwillig ins Pflegeheim zog. 29.01.2023. www.sueddeutsche.de/leben/demenz-alzheimer-pflege-pflegeheim-alter-senioren-altersheim-1.5739530

145 Kostrzewa, S.: *Therapeutisches Gammeln für Menschen mit Demenz.* GRIN Verlag, München 2023
Kostrzewa, S.: *Palliative Pflege von Menschen mit Demenz.* Hogrefe, Göttingen 2023
Scheld, A.: Dann gibt es eben um vier Uhr morgens Frühstück. 13.10.2024 www.zeit.de/sinn/2024-10/altersheim-marl-demenz-selbstbestimmung/komplettansicht

146 www.zukunft-pflegebauernhof.de/

147 Hubert, M., Kapitän, K.: 03.01.2024 »Manchmal steht ein Kalb im Wohnzimmer«https://sz-magazin.sueddeutsche.de/gut-gemacht-ideen-fuer-ein-besseres-leben/pflegebauernhof-pflegestufe-altenpflege-demenz-landwirtschaft-93425

148 https://curadomo.com/wohngemeinschaften/spreeufer/

149 www.aok.de/pk/pflegenavigator/

150 www.pflegelotse.de/presentation/pl_startseite.aspx

151 Hanna Grabbe: Wie erkennt man ein gutes Heim? Wir haben die gefragt, die da arbeiten. 06.04.2025. www.zeit.de/2025/14/altersheim-qualitaet-pfleger-bewohner/komplettansicht

152 Hanssen, I., Kuven, B. et al.: Moments of joy and delight: the meaning of traditional food in dementia care. *J Clin Nurs*. 2016;25(5–6):866–874.

153 Choo, T., Barak, Y., East, A.: The effects of intuitive movement reembodiment on the quality of life of older adults with dementia: a pilot study. *Am J Alzheimers Dis Other Demen*. 2020;35:1533317519860331.

154 Sturm, V., Datta, S., Roy, A. et al.: Big smile, small self: awe walks promote prosocial positive emotions in older adults. *Emotion*. 2022;22(5):1044–1058.

155 Geiger, A.: S. 183.

Letzter Zugriff auf alle URLs: Mai 2025